音樂大夫的樂理

聽得見、看得見的健康

Audible　Visible Health

Oli 杭士琁 著

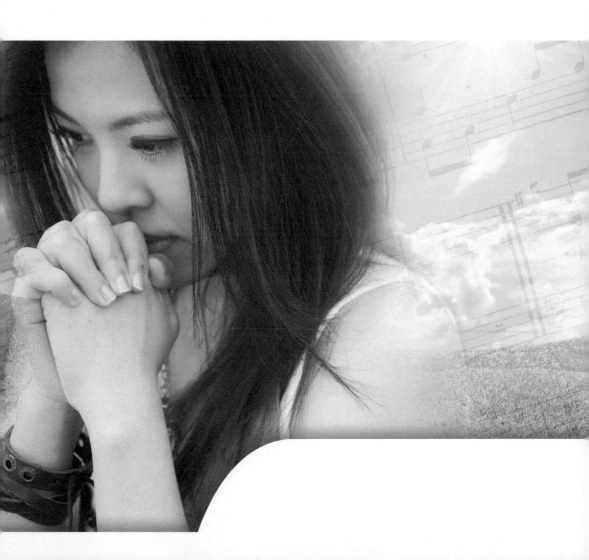

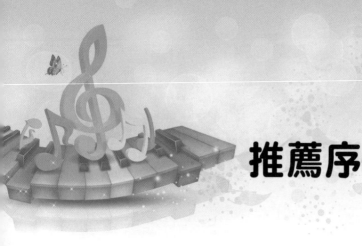

推薦序

「音樂如何幫助生理與心靈的健康，Oli 從醫學專業角度提供了最好的解說與方法！」

知名歌手製作人李恕權

「Oli 杭士琔歌聲的穿透力我從沒忘過，為她的聲音掉的眼淚也是發自真心的，而今她的書細膩講解音樂以及醫學，讓我也受到教育了，我想起一首歌「你怎麼連話都說不清楚」，在 Oli 的這本書裡，什麼都清楚了。」

知名流行歌手林曉培

「台北這樣的城市有了一個醫生市長來醫治這個社會，那麼在社會上更需要一個溫柔婉切的大夫用音符來療癒你的心靈，我正好就認識一個這樣的奇女子，她是 Oli 杭士琁。」

知名流行歌手 賴銘偉

「我相信每個人的心中都會有一首歌，這首歌，出現在你我生命中最快樂的時候大聲的喝采，出現在你我最傷心的時候溫暖的療癒，出現在你我最徬徨的時候加油打氣，這首歌讓你摸不到，看不著，也不覺得它特別需要，但它卻常常在我們生命中最剛好的時候出現，陪伴著我們一次又一次的成長。而這個世界上有一種音樂人，正在為你我寫著下一首歌。他們說：「哪怕只感動一個人也值得!! Oli 音樂大夫，就是這種音樂人!!」

知名流行歌手 星卿

3

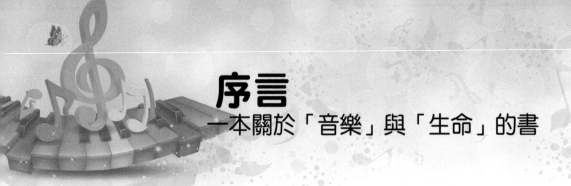

序言
一本關於「音樂」與「生命」的書

　　當我們出生在這個世界上，首要面對的問題一定會是如何「生存」下去，當然在現今這個時代中，人類的醫學技術以及生活必須條件已經大大超越了四百萬年前人類起源之時，我們無需再那麼擔心生存的問題，但進而面對的問題卻是如何在成長過程中與社會文化的共同議題進行妥協與競爭。

　　「文化」莫過於是人類生活的方式與經驗的累積，然而現代人更重視所謂的「養生」與「生活質量」的問題，至少目前這是我們社會的主流文化之一；我們自幼被培養教育的關念、應該是如何在現今自由競爭的社會中取得一席之地，讓生命得以延續，此種觀念的重點應是在於如何得到競爭的優勢；再者、當我們的經濟與生活條件逐漸安好之下，「藝術」議題則會變成大眾時常討論的時論之一；到底藝術在我們生命中占有什麼樣的地位？

　　人生中最美好的事情，莫過於我們怎麼去「想像」它的美好。

　　藝術高尚之所在，是在創造出讓人們經常魂牽夢縈的「畫面」；我們用五感來探索世界，在這個世界中尋找每一份值得我們在短暫人生中留戀的時

刻，當然每個人所追求的境界並不相同，有人尋找的是真實的表現、有人則是尋覓善良的存在、更不少人是在追求美麗的體現，這就是藝術核心的價值「真、善、美」；但在我們不足百的年壽中，又要如何達到我們應該要追求的境界呢？

在我們進行「追求」之前，必須先要「認知」，也就是對自身進行更深入的探索與瞭解，往往因為我們對自身的體認不夠，我們在「追求」之後卻無法「超越」；那麼在自我認知的意識中，我們該如何學習？我想透過藝術的想像與建構、可以在這一面如鏡如影的世界中找到一個更真實的自己。

音樂是人類文化中至高無上的產物，在聽覺的感知過程中，我們透過聲音可以學習與自我發掘、其目的在於取得自我意識中的「認同」；音樂代表一段時間的「過程」、簡言之便是時間的經過；而在一小段時間過程中，我們能夠跨越時空的建立一個正比的思考過程，簡言之它會類似「記憶」，而我們透過聲紋的記憶性可以建立身體的習慣，在此一過程中、我們大可把它稱之為「樂能」。

當樂能出現時，我把它分成三個部分：1. 建立 2. 進行 3. 回復。

每當我們聽到新的音樂時，我們會開始「建立」一個新的形象，這是在

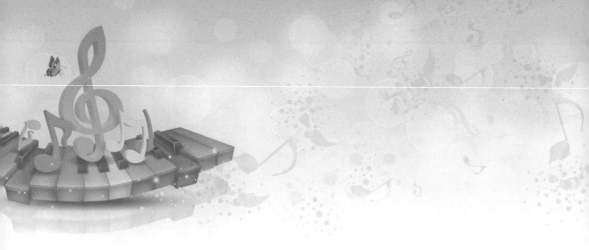

自我意識中以對於此聲音的感覺建立的一個影像或是思緒，也就像剛聽到一首沒聽過的歌，也還不會唱的時候，我們的聽覺會自動去建立一個存取區域給這首歌，讓你下次聽到這首歌的時候依然還有印象。再來是「進行」，也就是當我們建立好這個形象後，可以利用這個形象來導向一些思考模式，比較類似像是我們學會唱一首歌之後，可以自由的將這首歌的旋律哼唱出來、也或者我們從歌詞之中得到啟發、它將會影響你日後生命中對於事物的看法與想法；最後是「回復」，我們將聲音存取到腦中後，會建立一個自由觸發的開關，只要日後我們聽到類似的聲音、便可以用這個開關來開啟一種身體的記憶；比方說像我們聽到某一首歌時，會想到當初我們在聽這首歌時的情境、也或者跟這首歌有關係的舞蹈；這是我把樂能分成的三個過程。

在音樂與生命的互動之中、它們各自又扮演了什麼樣的角色呢？

樂能若可以建構思考與身體的模式、那生命在這樣的模式中又會變成如何？

無論如何、音樂並不是一種物理性的產物，它頂多能影響的範圍只有心理而已，而心理與生理卻是相輔相成的，只看每個人怎麼去建立進行與回復這個樂能而已。

我們在「短暫」的生命中追求更「長久」的生命，這大概是人類自古以來最矛盾的一種想法，莊子曾在逍遙遊中提到：「朝菌不知晦朔，蟪蛄不知春秋」，或許對人類來說所謂的長壽並不是真正的長壽，而只是我們無法釋懷罷了。

　　換言之，那我們不需要追求「健康」了嗎？我們雖然不能長生不老，但我們可以在有限之年追求幸福與快樂；「健康」與「快樂」是一體兩面的事情，人們會因為快樂而健康、也會因為健康而更快樂，這應該是千古不變的定律；而在樂能的啟動下，我們也許可以釋放原本存在於自我意識中的快樂因子，進而讓自己得到健康；我們或許可以在這樣的生命中找到一個平衡點，是如何讓生命的質量增加、讓生活的質感變好，我想利用樂能我們可以找到更深一層的答案。

　　一本啟發生命健康與快樂因子的書，可以讓我們找到一些身體上的記憶、也讓我們探索一些生命中的想像，更者、讓我們建立一些集體的意識，把健康與快樂帶給更多人，一起分享生命中美好的時刻。

知名歌手製作人 姜道

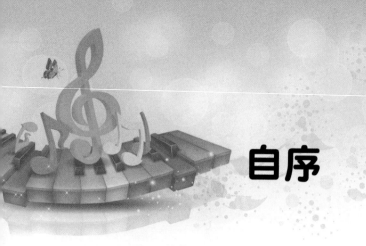

自序

　　從小，寫作就是我的興趣之一，是的，遠遠在對音樂產生熱情之前我就對寫作很有興趣，還沒有離開台灣之前，小學一年級國語程度的我就已經開始寫很爆笑但當時很認真的一些劇本還有故事。離開台灣後，沒有正式學中文，只靠著自己閱讀及寫信來維持中文程度，所以雖然我也有寫寫部落格，當然也有不斷地寫中文歌詞，我一直覺得中文寫作對我來說會是不可能的。

　　想嘗試中文寫作，主要是因為我一直很想把我的兩個專業—醫學以及音樂—結合在一起，但是怎麼樣的結合呢？寫些關於醫學的歌曲嗎？雖然我自認為我的第一張專輯裡面的歌曲挺俱有安撫作用的，但是我真的寫不出「認真不搞笑關於人體醫學」的歌曲，事實上應該也不會有人想聽吧？？？琢磨了很久，我能想到可以同時呈現醫學以及音樂的方式，就是寫一本書。

　　所以，我就開始寫了。

　　其實，一開始我心裡有點懷疑，我真的可以寫出一本書嗎？音樂的領域那麼廣，我到底要寫些什麼呢？市場上已經有許多別的醫生所寫的書籍，我的作品會不一樣嗎？面對無法掌控的未知數，我總是從我懂的部分開始進行，

所以我開始寫我知道的事、關於我自己的經驗。音樂的確為我的生活帶來了樂趣、熱情、和希望，音樂是我發洩的管道也是我自省的方式，在我艱苦傷心的時候音樂是我安慰的良藥，讓我漸漸調整自己的心情與態度。因為音樂，我得到一些機會，而一些機會給了我更多的音樂。音樂帶給我想法，而我也用音樂來表達我的想法，它是工具也是藝術，是理性也是感性，是科學也是抽象。對我來說，音樂就是生活的一部分，音樂是找回快樂的路途，音樂就是健康。當我想通這一點後，這本書就開始完成它自己，每一天好多好多字透過我的指尖爬上白白的 word 檔案，最後變成一本書，令我自己也覺得很不可思議。

不是每一個人都是音樂家，也不是每一個人都熱愛音樂，但是我希望我的書能提供一些不同的觀點，讓大家從不同的角度來欣賞音樂、享受音樂、運用音樂，並讓音樂為生活帶來健康與快樂。

目 錄 CONTENT

推薦序　　　　　　　　　　　　　　　　　　　　2

序言　一本關於「音樂」與「生命」的書　　　　4

自序　　　　　　　　　　　　　　　　　　　　8

CH1　什麼是健康？

數據的意義　　　　　　　　　　　　　　　　　17

醫生不會教你的健康論　　　　　　　　　　　　18

CH2　什麼是音樂？

「聽」話真不簡單　　　　　　　　　　　　　　27

聲音的解剖學　　　　　　　　　　　　　　　　30

聲音 vs. 語言 vs. 音樂　　　　　　　　　　　　33

聽音樂時，我們到底該聽到什麼？　　　　　　　38

詮釋音樂中的意義　　　　　　　　　　　　　　42

音樂是情感的語言　　　　　　　　　　　　　　43

音樂是「象徵性」的語言　　　　　　　　　　　46

音樂能加強別種類藝術的溝通能力　　　　　　　48

音樂與身體的關聯　　　　　　　　　　　　　　49

CH3　音樂是心靈的保健品

所以我們的下一個問題是：那什麼是快樂呢？　　　65

Oli 的故事　　　70

快樂 vs. 成就　　　75

暫時 vs. 持久　　　78

CH4　藉著音樂改變你的想法，　　　因此改變你的一生

認識自己　　　84

轉變看事情的眼光　　　91

凡事都要感恩　　　96

饒恕自己與他人　　　102

CH5　用音樂實踐你的快樂與健康

抓緊健康與快樂的機會　　　107

製造健康與快樂的機會　　　110

分享健康與快樂的機會　　　115

利用音樂改變自己　　　120

CH6　生活中常見的問題與難題

難題一：吃　　　　　　　　　　　　　　127

難題二：減肥　　　　　　　　　　　　　140

難題三：壓力　　　　　　　　　　　　　156

難題四：過敏　　　　　　　　　　　　　163

難題五：現代人的天敵　　　　　　　　　166

CH7　音樂應用治療：應用篇

利用音樂放鬆　　　　　　　　　　　　　195

利用音樂面對恐懼　　　　　　　　　　　196

利用音樂擺脫疼痛　　　　　　　　　　　197

利用音樂調整呼吸　　　　　　　　　　　198

利用音樂加強專注力　　　　　　　　　　199

利用音樂發展想像力　　　　　　　　　　200

CH8 跟著我一起「Music Fitness」

暖身：腹部呼吸   *210*

用音樂提升心肺功能   *217*

用音樂改變體態   *227*

CH9 結尾：音樂帶來的健康與快樂

感謝   *243*

文獻參考   *244*

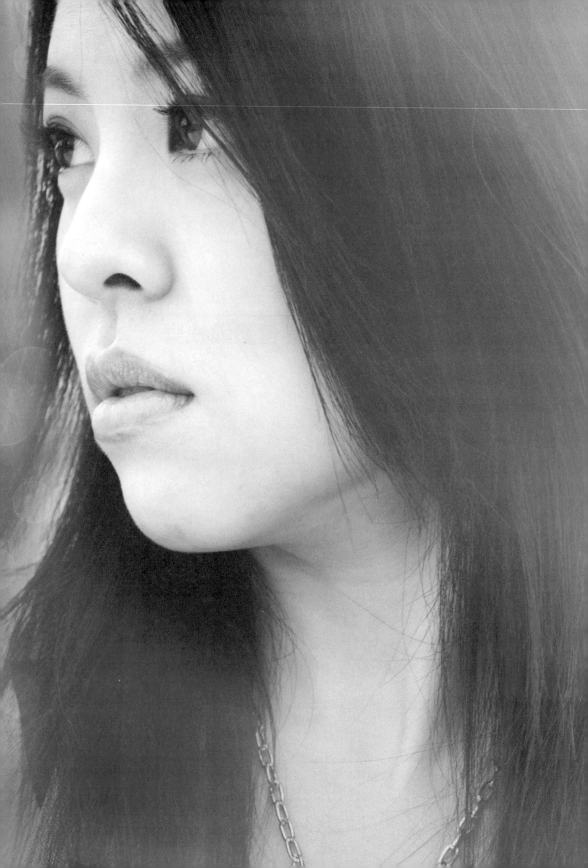

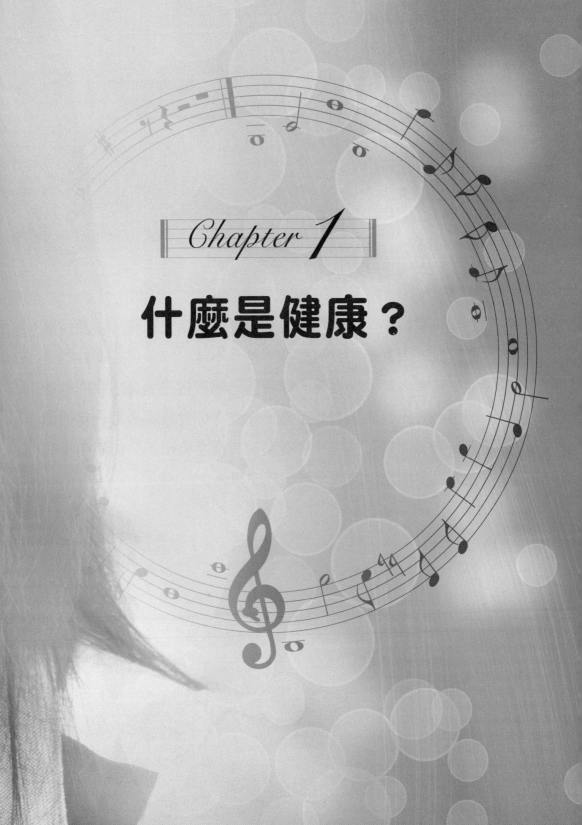

Chapter *1*

什麼是健康？

我是一個醫生，所以常常遇見來詢問疾病、醫藥，以及保健的資訊，大家都問我怎麼樣對應「不健康」，但是很妙的是從來沒有人問我什麼是「健康」，我想這是因為在我們心裡都已經對「健康」有所定義。你覺得你健康嗎？每一年的健康檢查，你是否都只注意看是否有紅字的出現？血液中沒有任何過多或過少的成分就等於健康嗎？

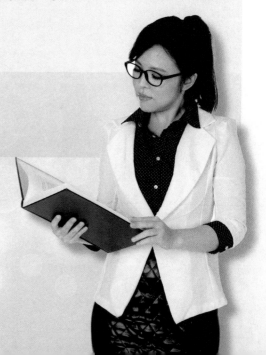

數據的意義

在牛津字典裡健康的定義是「沒有疾病或受傷／一個人的精神或身體狀態／敬酒祝福朋友的話語」，維基百科 Wikipedia 說健康是「衡量生物運作機能的指數，通常意謂沒有疾病、受傷或疼痛」，世界衛生組織 WHO 則把健康定義為「身體、精神，以及社會性三者整體的健全，不光是沒有疾病」。

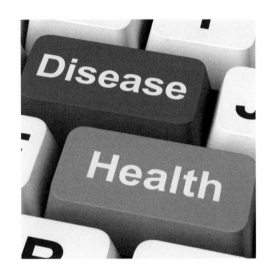

你有沒有注意到，這三個定應裡面都沒有提到「數據」二字？那是因為這些數據是統計出來的平均值，我們知道一般人身體裡面大約有多少的鈉、鉀，以及其他種種成分，當數據低於或超出平均值時，其實只表示「身體有所改變」，「有可能會出問題」，但不代表就絕對會是一個疾病，舉例來說，若一個人驗血發現膽固醇過高，聽起來好像非常不健康，但若是單純 HDL 高，其實對心臟有保護的作用，並不是不健康，簡單來說，數據無法告訴我們「身體好不好」，它只能告訴我們「身體壞不壞」，就算一個人健康檢查數據一切符合標準平均值，其實我們還是不能說這樣很健康，只能說這樣「沒有不健康」。

醫生不會教你的健康論

若健康不是數據，那是什麼呢？對我來說，健康是「持續的快樂」。

聽起來好像很膚淺的定義，但是認真想想，一個人要如何真正擁有持續的快樂？身體有疾病疼痛的話，要快樂不簡單，若精神狀態出了問題，通常不會快樂，有社會性障礙的病患，通常也不快樂，基本上身、心、靈不健全的話，很難維持快樂，反過來，快樂與否也會影響到我們的身體以及精神狀況，當一個人持續不快樂時，身體上大大小小的毛病就一一跑出來，這是在

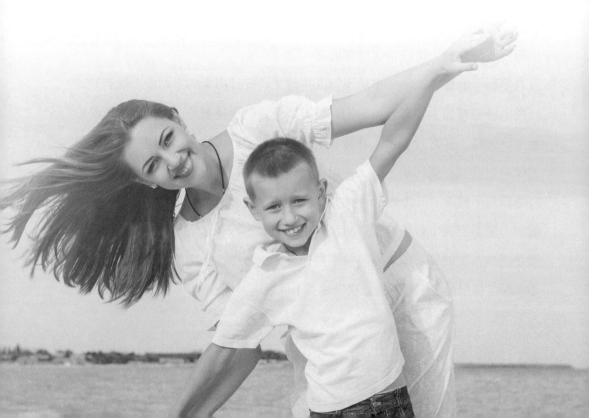

憂鬱症患者身上常見的狀況。

　　你可能想反問我：「那妳覺得快樂的人都很健康嗎？」是的，我覺得大部分快樂的人是健康的，包括身心障礙者在內，因為健康的定義不是「沒有生病、沒有缺陷」，我們每一個人都會偶爾感冒生病，有些人出生就有些身體的限制，但是這不表示我們都不健康，一生當中我們都將會得到一些疾病，這是人類無法控制的，但是若我們平時照顧身心，生病時接受醫療且足夠的教育輔導，我們都有機會回復到自己原本的狀態。可以這麼說，我覺得健康就是在生病受傷後，能恢復原本的狀況、原本的快樂。

　　或許你也想問我：「那妳覺得健康的人，就一定快樂嗎？」是的，我相信一個身、心、靈都很健康人一定是快樂的，在我的眼裡，「健康」跟「快樂」根本分不開，快樂是心理以及靈命狀態的一種表現，這麼說好了，「不快樂」其實就是精神上的「不健康」，一開始可能只是「小感冒」，例如與情人吵架、失去一個客戶、抱怨上司不公平………等等，但是一直放縱不管會變成嚴重的疾病，像憂鬱症，甚至導致身體出現疼痛、荷爾蒙系統失調，有些人也可能發生記憶提早衰退的現象。

　　快樂跟健康是相連的，這不僅是常理，也絕對是有醫學根據的，一項

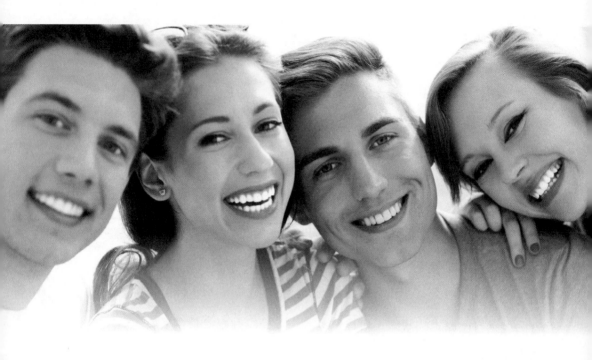

2012 年的調查顯示，正向的心理（包括快樂、樂觀、滿足的感覺）與較低的心血管疾病、較低的血壓、正常體重，以及較低的血脂指數有所關聯，另外一項研究顯示，比較快樂的人，身體裡的發炎指數通常比較低。也有研究發現，六十歲以上的實驗對象裡，自認為「享受過生活」的人比較不容易產生殘疾，當然這不是說只要快樂就不會有疾病，但是快樂與健康很明顯是共進退的。

你現在可能想問：「若是快樂對於健康是這麼重要的話，為什麼我的醫生都不跟我談起這件事？」讓我來告訴你一個祕密：因為通常醫生自己其實也不健康！

仔細想想，大多數的「小」醫生們工作時間長，飲食無法規律也往往因為無法規律而隨便吃，而且要快速吃完繼續工作，也因為工作時間長，沒什麼機會或精力去運動，固定的值班生活也非常累人，一次值班就是 36 小時，連站在電梯裡都可以睡著真的一點都不為奇，我以前有開車回到家卻完全沒有開車記憶的恐怖經驗。

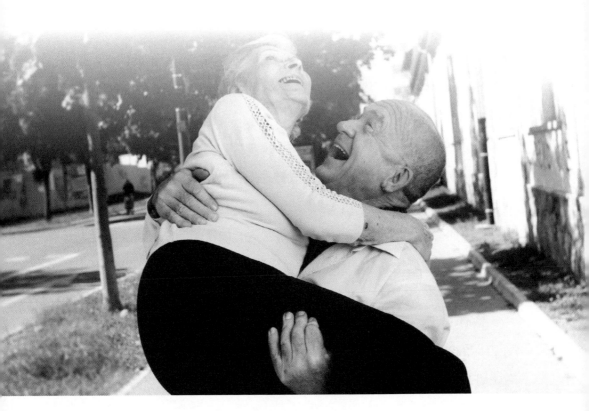

這些只是對身體的一些影響，還沒提起要面對病人家屬、上有主任學長姐、下有學弟妹，駐院醫師的壓力好大呀！我磨牙的毛病就是從實習時開始的，一直到現在還無法改善。你可能會想：是訓練時期的原因吧？等到成為「大」醫生後就會好了吧？從住院醫師到專科醫師，因個人科系，大概也需要至少三、四年，到那時許多對身體的傷害已經產生，壞毛病也已經養成，而成為威風的專科醫師之後，真正的戰爭才開始：扛起業績的責任。這個才是真正大的壓力，尤其是自己出去開業的話更是如此，我有許多外科的學長姐，不僅在外開診所，還要固定回到某些大醫院看診呢！總而言之，生活不見得會變輕鬆。

我有很多的醫生朋友們其實也很想有多一點屬於自己的時間，追逐自己的夢想，他們心裡也不滿意這樣的生活，我認識至少三、四個同班同學就患有憂鬱症。

我讀醫學院時，我們有一位很受歡迎的精神科教授，他很風趣幽默，授課時抓的重點以及之後發給同學們的筆記都很棒，人也友善，下課後常常有同學們向他提出問題，歷年來他也常常當選「最佳老師」。這一位受人愛戴的老師，卻在我擔任實習醫師那一年，從醫院的停車場頂樓跳樓自殺了。

當時，不論是現場急救的同學們，或是所有被他教過的醫生們，都被嚇到了，事後老師的太太才透露，其實老師患有躁鬱症，當我們看似他好像擁有一切人生所追求的學術、地位、金錢、人緣，他卻早就不想活了。

同一年，我們的另外一位老師，也曾經是我實習時「老闆」的內科主任，在同樣的地方，以同樣的方式結束自己的生命。這一位老師是因為罹患嚴重的疾病，久久不能醫治且狀況越來越差，後來就得了憂鬱症，他決定在醫院自殺，很諷刺的是因為他大部分的人生都奉獻給了那個地方。我的老師又帥又聰明，人又好，家庭也好，又是主任，就算生病了，在家人、朋友的支持陪同下，就算不能康復也應該平靜、有尊嚴、幸福地離開。

　　老師們的故事以及我自己的經驗告訴我：擁有了世界卻不快樂，就算體檢一切正常，也還是不算健康。

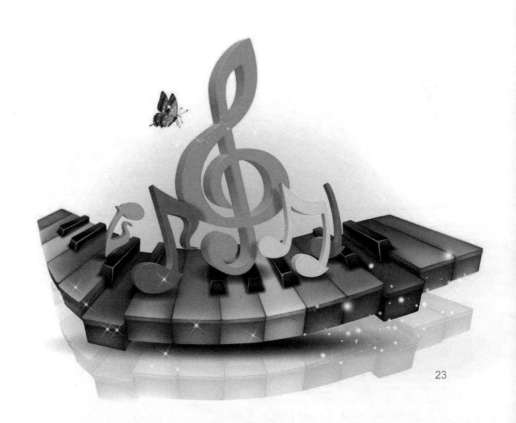

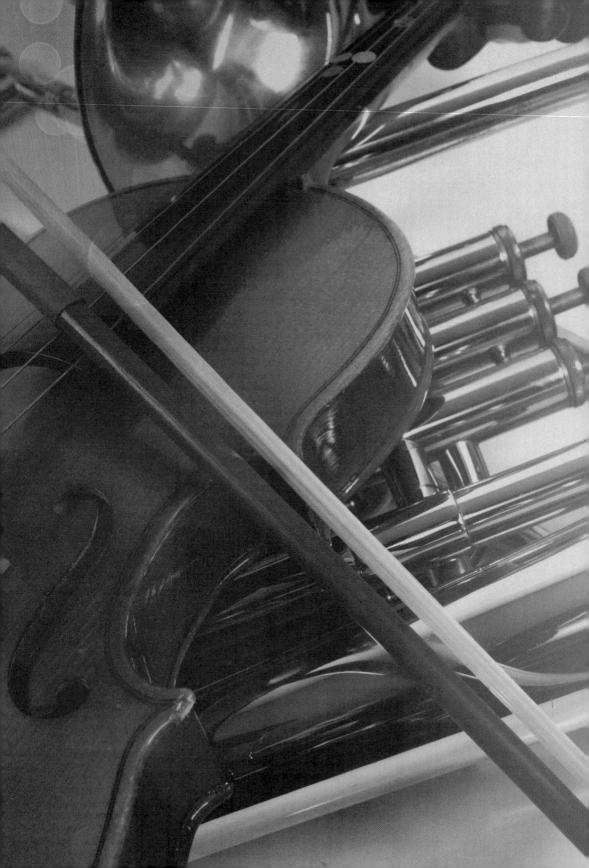

Chapter 2

什麼是音樂？

既然這本書要講的是音樂帶來的快樂與健康，除了討論健康的定義以外，當然也要談談音樂到底是「蝦米碗溝」，瞭解聲音以及音樂的結構，我們就進一步看得出音樂與身體結構、生理，以及心理的關聯，它如何影響我們，我們又該如何應用這些因素來改善健康。

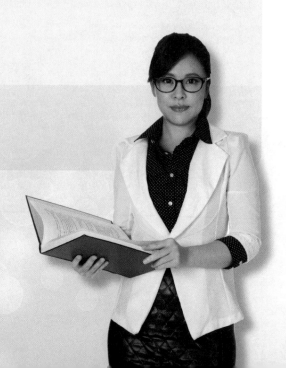

Chapter 2
什麼是音樂？

「聽」話真不簡單

而要瞭解音樂的第一步，首先讓我們來瞭解「聲音」。簡單來說，聲音其實就是空氣的震動，進入我們的耳朵（外耳），震動耳膜，耳膜的後面是充滿空氣的鼓室（中耳），這個空間跟我們的鼻腔有相連的管道，我們坐飛機

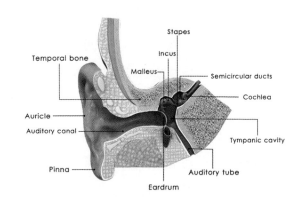

或進行水上活動時耳朵感到不適時就是因為中耳內的壓力不均勻，利用吞口水、打哈欠、類似擤鼻涕的動作讓中耳的壓力分散後，外耳跟中耳的壓力差不多後即會改善，耳膜的震動接著震動黏著它後面三個小小的骨頭：錘骨、砧骨、鐙骨，這些小聽骨一個接一個的震動，最後推動了卵圓窗的鐙骨足板，開始耳蝸（內耳）裡的連串反應，耳蝸裡面的兩種液體——內淋巴液與外淋巴液——因為中耳傳來的震動而流動，在流動過程當中刺激到螺旋器的感受細胞，感受細胞發出類似電流般的訊號，由前庭蝸神經傳達至大腦，大腦再將訊號解讀成聲音。

順便一提，內耳不但包括負責聽覺的耳蝸，也包含負責平衡的半規管、橢圓囊、球囊，這些構造裡也充滿了內淋巴液與外淋巴液，身體往某方向轉或加速，液體的流動會推動小小的毛細胞，這些細胞發出訊號至大腦，大腦將訊號解讀為身體定向。

我們常常說一些音樂能力很強或者很會分辨聲音來源的人「耳朵好」，在某種層次來說是錯誤的說法，因為雖然外、中、內耳的每個結構都要健康才能將空氣震動準確又快速地傳達，「聽」這個動作裡面最重要的部分是將訊息解讀成各種不同我們認知的聲音以及分析其重要性，例如聽到「噗噗噗」的聲音後就可以判定是有機車從某特定方向前來，尤其是在吵雜環境時可以同時聽到許多不同的聲音並做出不同的判斷，其實都是大腦的功勞，所以或許以後我們應該改誇讚別人「大腦好」。

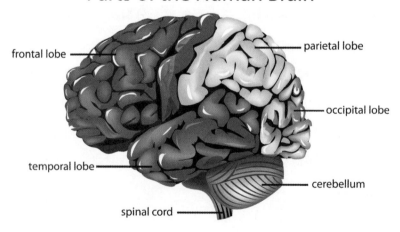

Parts of the Human Brain

frontal lobe

parietal lobe

occipital lobe

temporal lobe

cerebellum

spinal cord

除了分辨聲音的來源、方向、距離以外，大腦還負責讓我們對聲音產成反應，這些反應有時是後天學習的，大腦在收讀聲音輸入後快速啟動記憶，讓身體做出最快的反應，例如聽到後面有機車要經過因此知道要趕快閃開。有些聲音會引起人們情緒的反應，甚至到產生生理反應的效果，例如眼淚在眼眶裡打轉或皮膚上起雞皮疙瘩，「聽」這個看似簡單的動作其實不只是一個接收的動作，更是一個「有輸出」、有反應的動作，需要動用大腦許多不同的部位才能完成。有意識的聽、視，以及觸覺都是 primary and secondary cerebral cortex 大腦皮質負責處理的，但是負責集中注意力、計畫行動、整理聽覺和行動性資料，以及人類特有能力（例如模仿）的 frontal lobe 大腦額葉往往也會在「聽」的過程中被動用，尤其是在對於聲音而產生的情感反應或者在音樂學習過程。Parietal lobe 大腦頂葉和 temporo-occiptal lobe 顳枕ｙ葉負責將聽覺、視覺、觸覺等所有不同的感官接收訊息整理成一個對聲音產程的經驗。你可能會很訝異，平常跟平衡有關的 cerebellum 小腦（某部催淚日劇的影響，讓一般大眾都知道這個知識）也與聲音有關，小腦負責身體的協調，也負責身體的節奏與律動，我們之所以能跟著音樂或某些有節奏的聲音打拍子，都是小腦的功勞喔！最後，負責處理情緒的 limbic system 大腦邊緣系統將接收到的聽覺資訊加上情緒的資訊做為整理，因此我們常常對於聲音產生情緒化的反應，例如聽見電鑽的聲音會聯想起看牙的經驗並感到恐懼害怕，除此之外，人類對於聽覺慾望以及製造出聲音的渴望都是如此而來的。

聲音的解剖學

　　一個聲音，其實有很多不同的形容方式，它就好像一顆漂亮的鑽石，我們既可以說它「亮」，可以說它「白」，又可以說它「透」，女生們當然也都希望能收到「大」一點的，這些形容詞用在同一顆鑽石都是成立的，聲音也是如此。因為聲音是空氣中的震動所產生的，聲音其實可以用物理的概念來形容，若我們想像成一條兩端都有小朋友牽著的跳繩，當其中一位小朋友將跳繩上下移動，產生的波浪就有如空氣中的震動，假如這就是我們能聽到的聲音，當小朋友上下移擺幅度變大，造成較大的 amplitude 振幅時，此時我們聽到的聲音 volume 音量變大了，相反的若是振幅變小，音量也因此變小，當小朋友將跳繩快速上下移動，造成較密集波浪，此時我們可以想像 frequency 頻率變高了，我們聽見的聲音 pitch 音高也變高，相同的道理，若頻率變低，音調也因此跟著變低。

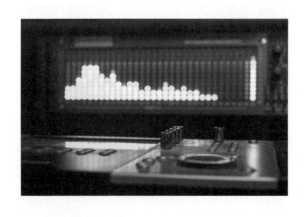

　　離開小朋友移動跳繩這個比喻，音樂還有一些很重要的特色，例如 timbre 音色，抽象一點來說，音色好比是一個聲音的「顏色」，同樣是紅色，溫暖的正紅色

與活潑的桃紅色，以及冷豔的暗紅色，給人的感覺會不一樣，相對的，同一個頻率音調、同一個振幅音量，若是樂器演奏出來的聲音可能會讓人覺得悅耳，若是工廠機器金屬摩擦產生出來的聲音可能會令人感到壓迫。tone 則是音長、音調、音量以及音色都納入考量的最終結合，雖然感覺上很複雜，但其實 tone 好比說話時的語氣，同樣一句「真的嗎？」可以表達好奇的感覺或是懷疑的感覺。

　　當好幾個聲音連串在一起時，我們可以注意一下這些聲音是亂七八糟拼湊在一起的，還是會形成一種規律性的形態？聲音的規律其實就是 rhythm 節奏，一連串有強有弱（音量）的聲音排列成可以反覆的段落，很多人都會把節

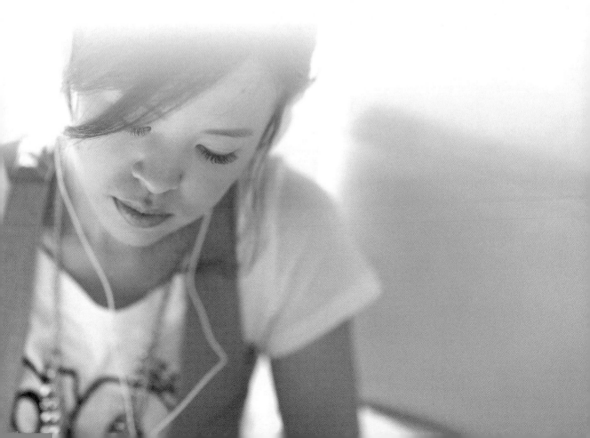

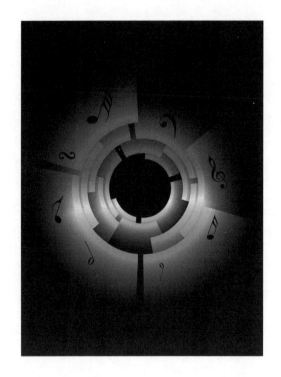

奏跟 tempo 速度搞混,但其實同一個節奏是可以變快或變慢的,就像我們的心跳不管是變快或變慢,都保持同一個節奏(除非是生病了,那就趕緊去看醫生)。

為什麼要瞭解這一些形容聲音的方式呢?答案很簡單,因為不光是音樂,就連我們每天用來溝通的語言都是用很多不同音調、不同音量、不同音色、不同節奏、不同速度的聲音串連在一起而產生的。

聲音 vs. 語言 vs. 音樂

　　很多人說：「我是絕對音癡，不懂音樂。」不懂音樂的部分可能沒錯，但是若是絕對音癡的話，應該是沒辦法說話的，因為語言是利用不同聲音的組合達到溝通的效果，包括不同的音調、音長、音色………等等所編製為有組織性的聲音，通常語言會隨著時間以及文化發展產生出特定的規則，例如句法或文法，甚至是習慣性用語，也會發展出一種聆聽者在收聽過程當中對於說話者產生的期待，這樣的結果是同一種語言卻會因為地理文化不同而產生區別性，好比同樣是英文，美國的英文與英國的英文還有澳洲的英文就大不相同，除此之外，使用語言的人們本身的經驗與身體構造（大腦神經系統）也會影響語言應用、流暢度，以及未來發展。

　　從生理角度，大腦內掌管語言的部位有兩個主要的區域：負責理解所有口頭或閱讀語言的 Wernicke's Area，以及負責說話與表達語言的 Broca' s Area，這兩個區域在大多數人體內（95% 右撇子，60% 左撇子）通常位於大腦的左邊，兩者除了有許多神經「路線」連結到前額葉、頂葉、行動性與感官接收區域，也透過 Uncinate fasciculus 彼此連結（以前被認為是 Arcuate fasciculus 的功能），若是其中一個部位或連結出現問題，就會造成言語上的障礙。接收端的疾病通常會造成「黑白講」的現象，病人完全聽不懂別人說的話，他自己雖然可以說出流利的字句，但這些字句通常沒有邏輯與重點，也沒有人

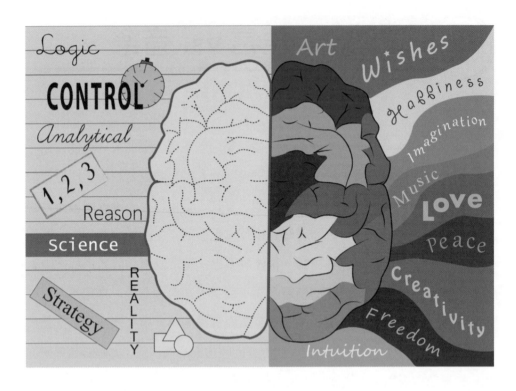

聽得懂。表達端的疾病通常會造成「我知道我想說什麼,但卻說不出來」的
狀況,病人無法發音、想不起曾經很熟悉的字、無法流暢說話、無法重複句子、
也無法運用複雜的文法,這樣的障礙不僅使病患有口頭上的表達問題,病患
也無法以寫作方式來表達。若是連結部分出了問題,病人可能聽得懂別人說
的話,也可以流利地說話,但是無法重複別人的語句,也無法說出指定物的
名字(因為從「想」到「說」中間的路線有問題),但是關於語言障礙的疾
病通常不單單只影響一個地方,所以往往會造成複合性症狀。

(11, 12)

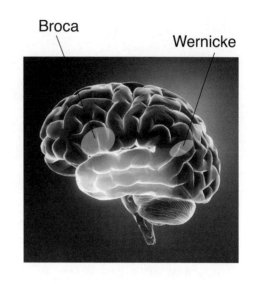

Broca

Wernicke

　　只要會說話的人就不是音癡，那為什麼不是每個人都會唱歌呢？為什麼不是每個人都能聽得出來音與音之間的不同呢？同樣是由不同聲音所拼湊出來的，也同樣是透過時間還有文化的醞釀且具有溝通作用，音樂跟語言到底有什麼不同呢？

　　音樂跟語言不同的地方，首先在於節奏，剛才我們有提到，節奏是把強與弱的聲音排列成一種可以重複的段落，在說話或寫作的時候當然每個人會無形之下產生自己特殊的節奏，但因為語言的重點在於溝通，以內容為主，所以節奏通常會有變化性，不會保持固定，速度也往往會變快變慢，音樂的節奏相對之下比較穩定，就算有所改變也不會像語言變得那麼突然。音樂的節奏還可以有 Meter 韻律以及 Grouping 段落之分，段落指的是將一首作品分成一塊塊比較好理解的小部分：動機、話題、片語、章節……等等，你可能想說：「等等，我聽音樂時根本不會注意到這些東西。」其實你說得沒錯，你確實不會注意到，但是你的潛意識還會自動幫你把聽到的音樂整理成段落，舉例來說，你在廣播聽到一首歌，雖然你沒有譜，看不見作者在譜上所畫下的段落，但是你卻知道哪裡是主歌、哪裡是副歌。 韻律指的是每一個段落裡面有幾行字，每行字裡面有幾個音，這些音裡面有哪些是重音、哪些是輕音，韻律跟詩篇裡面所謂的 Foot 韻律非常相似，原因可能因為歌詞是由詩篇演變而來。

另一個音樂有別於語言的地方在於旋律，旋律基本上是由不同音調的音配上節奏而形成的，雖然嚴格來說語言也有不同的音調和節奏，但是音樂有明顯起伏的調性、張力、動機，以及段落，再加上音樂往往不是單一樂器而是許多不同音色的結合，其合一性與延長性也都是旋律的特色，很明顯跟語言是不一樣的。正因為音樂有旋律，所以比起較沒有起伏且作用性在於供應資料訊息的語言，音樂更能打動人心，音樂能牽動氣氛以及情緒，達爾文曾推測音樂與交配和性本能有一定的關聯，也曾經有專家推測音樂是將語言裡的情感放大後的產品，目前也有些學者認為所有的語言都是從音樂研發出來的，因為大部分非人類的靈長類動物都以類似音樂的方式溝通，唯獨人類發

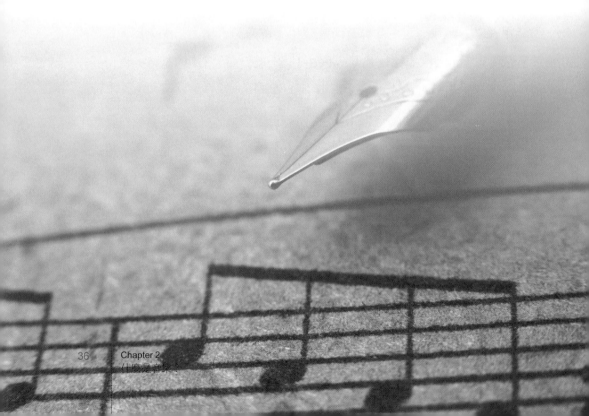

展出需要清晰咬字的語言。

　　人的大腦在處理音樂時，無法像處理語言一樣，只動用到左邊的某幾個部位，研究顯示，在整理音樂特有的訊息（例如音調準確度、節奏、旋律的認知）時，兩邊的大腦都會被動用到，而且是一種複雜、協調性的過程，有些人說話正常但唱起歌來「五音不全」，有些人有言語障礙但唱歌卻沒問題，都是因為兩邊大腦在處理協調過程當中有些傳達的連結較強或較弱。

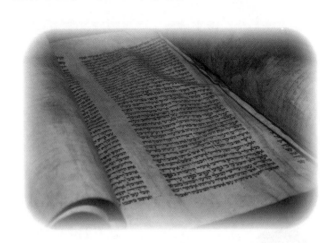

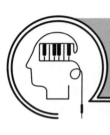

聽音樂時，
我們到底該聽到什麼？

　　每個人對音樂的喜好以及造詣不同，我們不需要都成為音樂家，但為了要讓音樂替生命帶來健康，必須瞭解音樂所包含的層次，然後學習去觀察聆聽這些細節，不但能提升音樂能力，也會讓聽音樂成為更加愉快的過程喔！

　　首先，我們聽 Periodicity 週期性，週期性指的是某件事或某個東西規律的重複，一首歌裡面含有週期性的最小單位是節奏，通常這是我自己聽歌時會最先聆聽的，你不見得需要知道節奏的名稱（例如 shuffle、swing……等等），但是你可以感覺節奏的速度並試試跟著一起律動，每一個人與生具備屬於自己的節奏（比如心跳），若聽到的節奏是跟自己的節奏沒有衝突，那應該可以跟隨音樂律動，這樣的音樂不管是純欣賞或是拿來做運動背景都比較能發揮效率，若你無法跟著該節奏律動的話，或許這樣的節奏

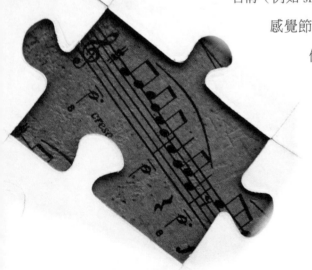

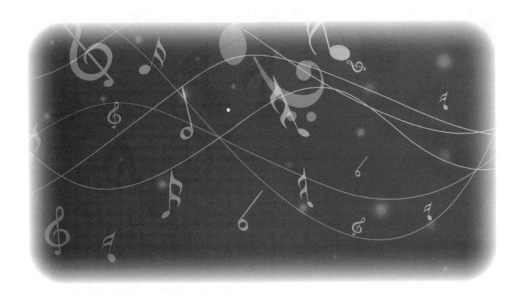

並不適合運動使用。週期性裡面最大的單位則是段落，一般人能聽出的段落大致上有前奏、主歌、副歌、間奏，以及尾奏，若是對音樂更有興趣的話，可以試著尋找歌曲裡面的動機：有哪些音會常常重複？有哪些記憶點會重複？

再來，我們聽旋律，之前有提到，旋律其實就是不同音調的排列，通常這是一首歌最重要的一部分，也是一般人聽歌首先會注意到的部分，通常讓人決定自己喜不喜歡一首歌的關鍵就在於旋律。雖然喜好是很主觀的，但是好的旋律一定會有起伏與鋪陳。想像去爬山，若從開始到最後都只有激烈的上坡路，那豈不是累死人了？一樣的，只有飆高音的歌曲一開始令人覺得具有挑戰性，到最後卻覺得是疲勞轟炸，若只有簡單的低音，有令人無聊到睡著，旋律的拿捏是一門奧妙的學問，為了讓歌曲更加豐富，有時作者會加入多數的主副旋律。

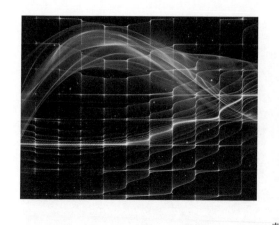

聽完旋律之後，接着我們來聽合聲，這是很多人都會「自動忽略」的部分，但其實就像紅花需要綠葉陪襯，好的合聲能凸顯旋律的美並讓歌曲更加豐富。合聲通常會利用 consonant 和諧與 dissonant 不和諧性的音調來控制整首歌的氣氛與轉折。

剛才我們說過，若一首歌從頭到尾都是高音，會很不好聽，同樣的，若一首歌從頭到尾都一樣大聲，那也會令人感到煩躁。Dynamics 動態指的就是一首歌的大小聲變化，不同音調加上不同音量，才能形成不同的氣氛、急迫性、情感，這樣的歌曲才會令人覺得有趣難忘，也才能產生情緒的共鳴。

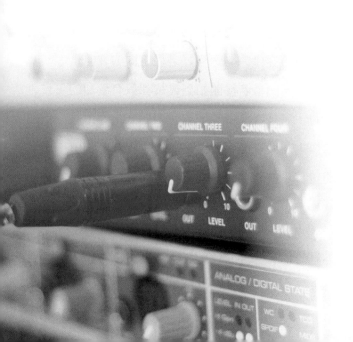

Timbre 音色，往往是音樂人很在意，但是一般人忽略的部分，之前有提到音色是不同配樂為歌曲帶來的感覺，實際來說就是一首歌裡面用了哪些聲音？（例如非洲手鼓、木箱鼓、爵士鼓聽起來都

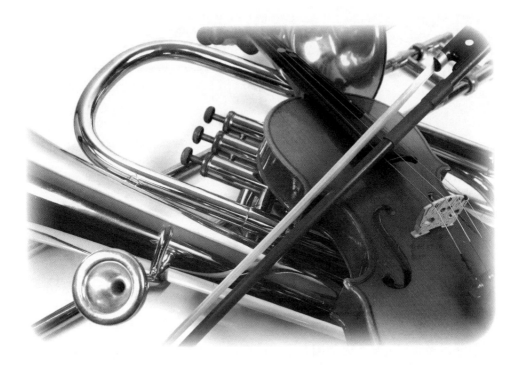

不一樣）這些聲音與其他的聲音組合呈現什麼樣的感覺？這個部分其實跟心理學非常有關聯，因為每一個人在成長過程中都會無形地將聽過的聲音給予定義並且歸類，例如聽到溫柔的女聲就會聯想到媽媽並且接著聯想到媽媽的恩情，因此實際上一聽到溫柔的女聲就會想到愛。根據一個人的喜好、經驗、文化，不同的音色會有不同的含意，所帶給那個人的感覺也不同。

最後我們來聽聽 Form 結構，結構其實就是前面提到的五點的綜合體，把一個想法或慨念的開頭、中間、結尾結合成一個完整的作品，一首完整的歌曲，才會是人類經歷、生／心理需要及生存動力的表現。

詮釋音樂中的意義

　　音樂能夠幫助人們的生活與健康，因為它是具有意義的，科學研究顯示，就連剛出生的小嬰兒都能夠分別在子宮裡聽到的音樂與出生後聽到的音樂之間的差別，也有實驗證實幼兒能藉由旋律、節奏、音域、音色，以及動態來區分不同的音樂，年僅四歲的兒童已經能夠辨認出音樂的段落並且能夠發覺該段落是否有了任何改變（例如變調、修改尾音、節奏改變……等等），這些孩童們並沒有受過特別的音樂教育，但是都能對音樂有某程度的理解，證明音樂的確是一種人們與生具備的溝通方式。雖然如此，要為音樂設定一個絕對的定義非常困難，人們因為不同的經驗、文化、心情、理解力而對音樂有不同的見解，但是我們還是可以將音樂傳達訊息的模式整理出以下幾個大方向：

音樂是情感的語言

明明音樂就是一個跟人類生存無關聯的東西,為什麼卻往往能表達出單純文字表達不出的意義呢?之前我們稍微提到過語言文字屬於 referential「參考性」,益於表達資訊和知識,音樂則是屬於 pragmatic「務實性」,益於令人實際體驗情緒和作者想要表達的主題。曾經有研究顯示,年僅五歲的孩子已經能從音樂之中察覺出情

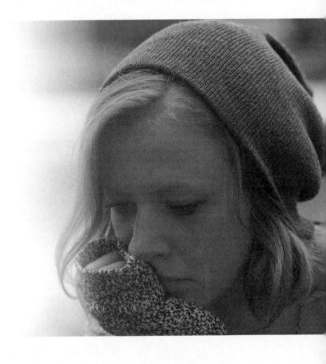

感的表現,年紀越大對於音樂中的情感解讀會有更高的準確度和一致性,而相同文化背景的人往往會對同一段音樂產生相似的情緒反應,這驗證了早期的音樂接觸、訓練,以及「特定文化」音樂接觸會影響並朔造情感的發展,例如在台灣幾乎每一個人聽到「魚兒魚兒水中游」這首兒歌時,通常都會聯想到童年時光,引發起某程度的懷念。

曾經有實驗設法探討不同的音樂對於人類情感表現有什麼影響，它們將音樂簡略分類為激發性、鎮定性、安撫性，以及厭惡性，並記錄人們聆聽後產生的感覺，實驗結果顯示，不見得每種類型的音樂都能令人產生同樣的情緒，但是不論哪一種類型的音樂都能成功地引發情緒的反應，另一個實驗顯示，音樂對於精神病患者具有安撫的作用，但是出乎想像的是，傳統上被認為最具有療效的古典樂，其實跟一般的流行音樂在作用上並沒有差別，該研究也顯示聆聽現場演奏音樂與預錄的音樂並沒有差別，不僅如此，聆聽別人（醫師）喜歡的音樂與自己喜歡的音樂對病人的病情來說都產生相同程度的改善，單純聆聽以及在治療課堂集體上課聆聽也都有相同程度的改善。

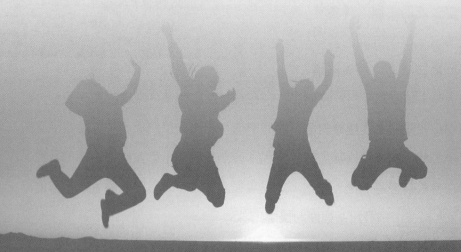

音樂不僅能引發情緒，也能引發情緒驅動的行為，有一個實驗顯示，在聽了許多溫柔、安撫性音樂的研究對象比聽了厭惡性音樂的研究對象更會幫助人，聽了許多大聲、複雜旋律音樂的研究對象則比聽了比較小聲、簡單旋律音樂的研究對象更容易產生氣勢洶洶、咄咄逼人的行為，這些實驗證明，就算完全不考量歌詞，音樂具有足以改變人類行為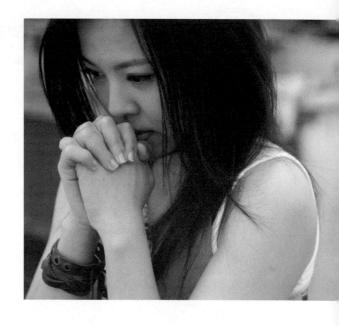的表達能力，但是很重要的一點是：光是這些實驗還不能證實聽某種音樂就一定會有某種的情緒或行為表現，畢竟聽音樂的經驗是建立在個人的文化、生長環境上。

因為音樂是「務實性」的，它的重點不在要「告訴你」一件事，而是要「讓你體會」一件事，所以其實音樂是種具有雙向影響性的溝通方式，它能夠影響我們的情緒，但是我們自己原有的情緒也可以影響我們對音樂的讀解，多項研究指出，原有的心情、態度，以及企圖不僅影響人們對音樂的接受、理解，也可以改變該音樂所引發的情緒，音樂像一面鏡子，反映出聽者的感覺，因此同一首歌曲可以為同一位聽者在不同的情況下帶來不同的感觸與想法，這是音樂難能可貴的地方，也是讓它成為具有療癒性的特色。

音樂是「象徵性」的語言

　　若把口頭或文字語言比喻成附有特定意義的「標幟」的話，那音樂就是意義比較廣泛、比較主觀的「象徵」，自古以來人們使用象徵來表達某些指標性特質（例如利用白鴿代表和平，即使實際上鴿子是最殘忍的動物之一），象徵也被用來表達價值性的特質，通常人們會將兩個有價值性的東西結合成為一個概念的象徵（例如將人類與自然或人與社會），象徵也被當作一種啟示，揭開某些超越邏輯的深層意義，另外象徵更幫助人類適應現實世界，幫助人們理解、詮釋、整理、統一人生經驗。

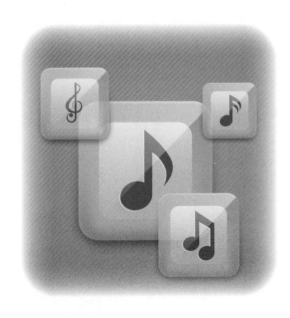

　　你可能好奇：「音樂怎麼是一種象徵？」事實上，當人類反覆經歷過某些視覺或聽覺的經驗時，這些經驗累積成一種習慣，造成自動性的聯想，好比每次走進便利商店時都會聽到該店的主題音樂，光顧一段日子之後聽到類似該店主題音樂（對，只要類似，不用完全一樣）就會自動與便利商店

做為聯想，這跟「畢業紀念歌」是相同的道理，畢業多年後可能許多同學的名字都忘記了，但是一聽到熟悉的旋律就能順利想起當年求學過程及發生的趣事，音樂治療也常常運用某些年代的經典歌曲來幫助年長或末期病患。有些音樂象徵適用於整個種族、宗教或文化，例如聽到國歌或軍歌會喚起愛國情懷，聽到「阿里郎」就會想到韓國，聽到「Sakura」就會想到日本……等等。

特定的音階、合聲或音色也可以成為象徵，舉例來說，只要想起「中國風」音樂，相信大多數人都會聯想到五音音階、古箏、琵琶、嗩吶……等等，同樣的，風琴、鐘聲，以及大型兒童合唱團會令人聯想到西方的傳統教會音樂，這樣的象徵通常不只是個人的偏見，而是大多數的人對此音樂的見解。

音樂的「模仿性」特質也可以成為一種象徵，將相似某些文字或語言的音調用來做為取代或暗示，聽起來複雜，但這其實是我們非常熟悉的現象，例如雖然每戶房子的門鈴聲都不太一樣，但是一般人（就算是不同文化語言背景）聽到「叮咚」的聲音就會聯想到門鈴聲，意謂著有外人即將到來，這樣的象徵強烈到使用任何音色都無所謂，也不侷限於任何音階或合弦，只要兩個音調足以令人想起「叮咚」即可。

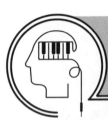

音樂能加強別種類藝術的溝通能力

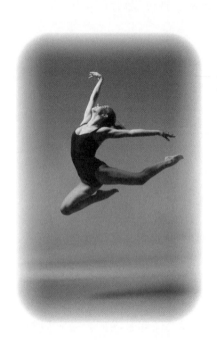

除了本身就是一種溝通方式，音樂也能加強其他藝術性的表達，音樂往往會跟詩詞、視覺藝術、舞蹈、話劇、大眾媒體做結合。有學者發現，同樣的一句話利用和諧音調的音樂襯托比較能引起聽者的共鳴，利用不和諧音調的音樂襯托則比較得不到共鳴，還有一個實驗發現，同樣一段影片若搭配有張力的音樂會令觀眾感到此影片劇情緊張，搭配緩和的音樂則令觀眾感到此影片劇情並沒有非常緊張，若沒有搭配音樂則有混合的答案，因此不難看出音樂對於其他的溝通方式有著放大的效果，所以常常變成電影、電視、廣告、多媒體使用的最佳媒介，有時放大效果會好到根本不需要其他感官的參與，只要聽到聲音或音樂就能達到作者想傳達的感覺，例如只要用低音彈奏兩個相差半音的音並且漸漸加快速度「達～拉～達～拉～達拉達拉」，不但馬上令人想起電影「大白鯊」的情節，就連沒看過電影的人，也會感到緊張壓迫。

音樂與身體的關聯

　　音樂與人體絕對是有關聯的，這是幾千多年前聰明的中國人就知道的事了，「呂氏春秋‧古樂篇」裡面記錄了人民為了健身而隨著音樂起舞（這可能是人類歷史上第一個「One more, two more」的韻律操吧?!），春秋戰國時代的儒家經典「禮記」裡面的「樂記」章節將「角、徵、宮、商、羽」五音以及樂理整理出來，並寫道：「樂以治心，血氣以平」，可見當時的人們已經瞭解音樂與身心健康的關係，同一時代的中醫寶典「黃帝內經」裡面也有

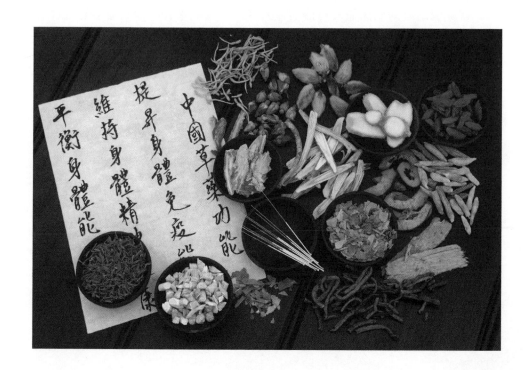

記載五音與人類的五臟：肝、心、脾、肺、腎是環環相扣的，「宮」是穩重和諧的音，有助於脾臟健康，「商」是強而有力的音，能使人鎮定，「角」是舒柔溫和的音，能幫助睡眠，「徵」是有高低起伏的音，能令人精神振奮，「羽」是柔和純靜的音，能夠打動心靈，除了將五音與生理結合，中醫的音樂療法還融入了五行歸類，「土樂」以宮調為主，專攻脾胃系統，升陽益氣，清火和胃，「金樂」以商調為主，高亢悲壯的音色專攻肺部，寬胸顧表，潤肺生津，「木樂」以角調為主，對肝臟比較有幫助，散寒解鬱，補益肝氣，「火樂」以徵調為主，輕鬆活潑音色直達人心，養心安神，清心降火，「水樂」以羽調為主，專攻腎臟，溫補腎陽，滋腎定志。

音樂與治療的概念並沒有停滯在古代，現代的中醫不但將音樂結合與導

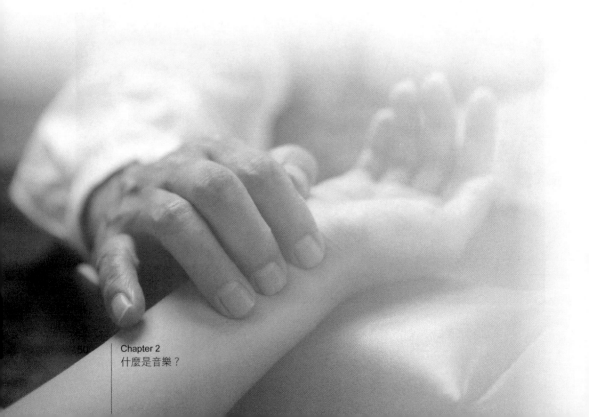

引、按摩等養生發法，還將音樂用在精神心理調節療程，更研發了音樂電針灸儀以及音樂電療儀等音樂治療。

對西醫來說，健康與音樂當然也是有所關聯，之前我們談論到耳朵的構造以及聲音如何傳達至大腦，引起一連串的生理反應，而在分析整理聲音的訊息時，也會令大腦釋放幾種不同的荷爾蒙，其中之一是 Dopamine 多巴胺，多巴胺是令人感到愉快的重要荷爾蒙，當人類享受美食、性行為或任何帶來快感的舉動時，也會造成多巴胺的釋放，除了令人快樂，多巴胺也會幫助降低疼痛的感覺。近年來科學家也在研究音樂與 Oxytocin 催產素的關聯，除了是生產過程當中非常重要的一個荷爾蒙，催產素也被稱為「愛情素」，因為它會令人感到放鬆、平穩情緒，並且較容易信任別人、親近別人。音樂也會減少「壓力荷爾蒙」Cortisol 皮質醇（可體松），有效降低焦慮感、血壓、水腫等症狀。研究顯示，三個月的音樂治療搭配傳統憂鬱症療程的效果明顯地比單單傳統療程有效，病患的憂鬱症狀、焦慮、日常生活技能都受到明顯改善。其他研究表示，音樂可以增強大腦的理解能力、專注力、以及記憶力，將音樂融入中風病人的復健療程也能明顯地比傳統治療更加改善病人的文字能力、記憶力、專注力，以及情緒。

除了對心理上的幫助，音樂能影響人類生理運作，改變我們的體溫、血壓、血液循環、心跳、呼吸、排汗……等等，近年來運動醫學研究也發現音樂能夠加強人類的運動性能、延長耐力、加快康復能力、改善睡眠品質、減少食量，以及促進血管健康，關於這些益處，我們在後面關於運動的章節會再做詳細解釋。

「聽不到」的音樂或聲音也會在無形之中影響我們的身體，你有沒有過這樣的經驗：走進一個房間，只覺得很不自在、不舒服、無法放鬆，但是你卻無法說出任何原因，有些人將這種現象與超自然、宗教性因素畫上等號，但是其實有很多時候這種現象能用物理以及生理科學來解釋。基本上任何能引起空氣震動的東西都會產生聲音，聲音也無所不在，我們生活的每一刻都被聲音佔據，但不是每一個聲音都很重要，所以其實每一個人都會不自覺地進行一項很重要的事情：Auditory scene analysis 聽覺場景分析，我們在這個過程中將聲音分成「重要」或是「不重要」，並且只花精神整理對我們來說重

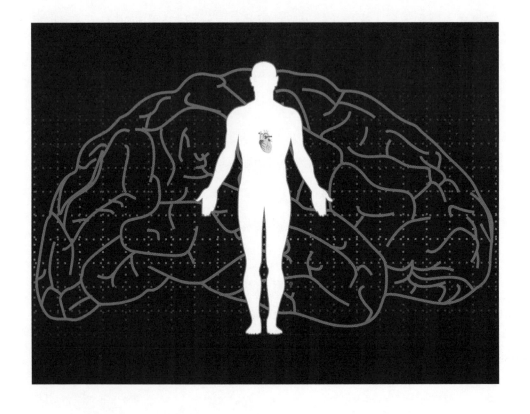

要的聲音，其他的聲音雖然存在，但是我們根本不會察覺，可是由於音樂聲音與音樂是由空氣中的震動所產生的，不管人們的耳朵是否能「聽到」這些音（人類只能察覺 20Hz~20,000Hz 頻率），這些震動還是會影響人體，65Hz左右的聲波通常會在人體腰背部、骨盆、大腿和腿部引起震動，這樣的震動若搭配「穩重」的音色（例如貝斯或大提琴）能影響到人的消化、性以及情緒中心，當聲音或音樂的頻率越來越高，所影響的部位則轉移到胸、頸、頭等部位。有些研究指出，人體基因會對音樂產生反應，125Hz~250Hz 的聲波能讓某些基因表現更活潑，而該基因在 50Hz 以下則會降低活躍性。

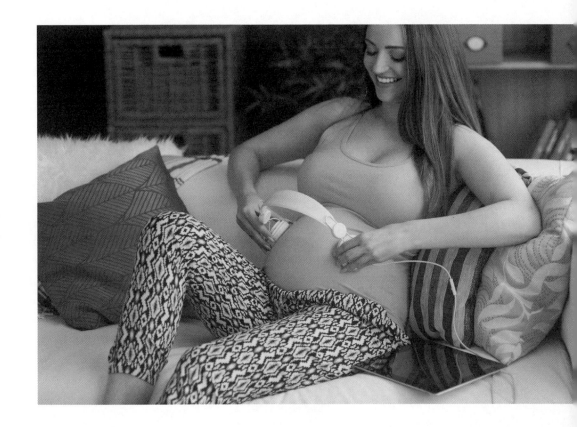

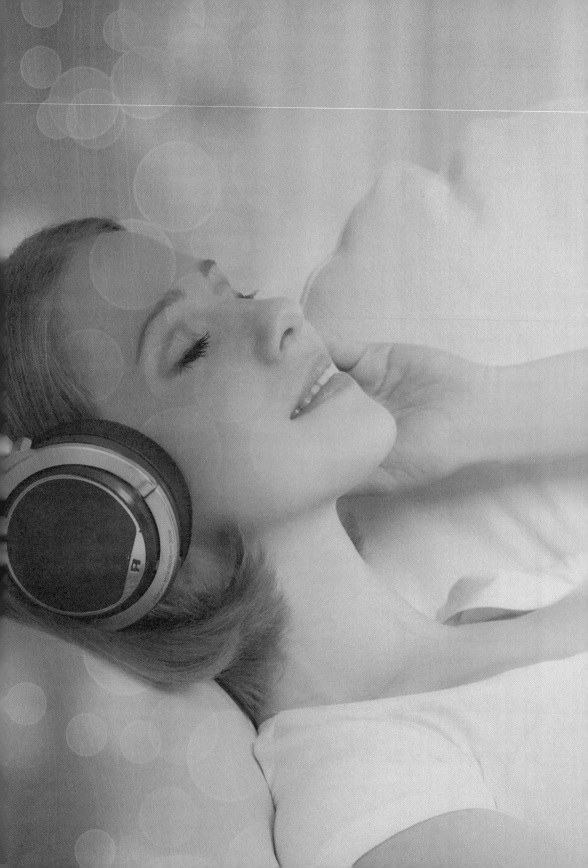

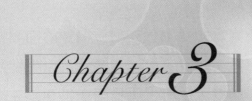

Chapter 3

音樂是心靈的保健品

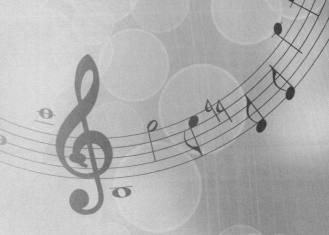

當我說音樂能夠幫助健康時，相信很多的問題會自然地浮現在大家的腦海裡：聽聽音樂，真的就可以更健康嗎？那是要聽某種曲風的音樂，比如古典樂嗎？是要聽有很正面歌詞的音樂嗎？是否有特別的聽法，才能達到健康呢？

音樂確實對人們的健康有幫助，從古希臘時代時其實就已經有了音樂治療的概念，亞里斯多德以及柏拉圖都有記載關於音樂影響健康的想法，二次世界大戰後，醫療人員意外發現病患們對於前來慰勞榮民的樂手所提供的音樂有良好的反應，因此正式開始探索音樂置入治療的方式，並發展出對於醫學音樂應用的進修制度，1944 美國密西根洲大學成位第一個設有音樂應用學位的大學，1998 美國音樂應用協會成立，在台灣中華民國音樂應用推廣協會也於民國八十五年成立。

所以音樂應用到底是什麼呢？簡單來説，音樂應用是利用音樂來達到確實的臨床效果，是一種有醫學根據的治療方式，能被運用在很多層面，例如紓壓、減少疼痛、抒發情緒、增強記憶力、改善溝通能力、復建……等等，只要稍微上網搜尋一下，就可以找許多關於音樂應用的醫學報告，不只是精神科，神經內科、小兒科、麻醉科、腫瘤科等其他專科都利用音樂來輔助療程，在醫院以外，音樂應用也延伸到學校、安養院、精神衛生輔導中心。美國的 National Association for Music Therapy (NAMT) 音樂應用協會將其定義為：「使用音樂來達到治療目標，包括恢復、維護，以及改善精神和身體健康。」由於音樂對不同的人來說有著不同的意義，「音樂」與「治療」也都是非常廣泛的領域，音樂應用往往是好幾個專科組合而成的，例如讓病人跟著音樂律動而在過程當

中得到治療，這樣的療程可以說是心理治療的一種，但是其實也能被歸類為物理治療，甚至是舞蹈治療。

除了定義非常廣泛，音樂應用的方向也是千萬樣貌：教育、休閒娛樂、復健、預防、心理治療（而光是這一項已經包括了生理性、情緒性、智能性、社會性、屬靈性……等一大堆分類），而這些療程在病患們身上達到不同的最終目標，有些意在改變行為，有些意在改善溝通，有些注重學習效果，有些加強適應能力，但是絕大部分的療程目的是改善生活品質。

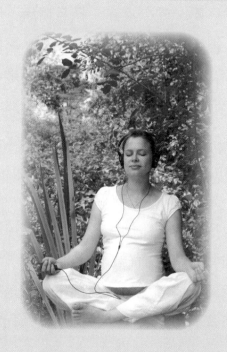

音樂應用的治療方式也數不清，有些重點在於聆聽，有些要求病人隨著心情即興創作，有些利用律動，有些讓病患們學習樂器甚至演出，也有很多只是說出自己的感覺，運用方式的可能性基本上是無限的。

你可能會覺得，音樂應用這麼厲害的話，為什麼我都沒有

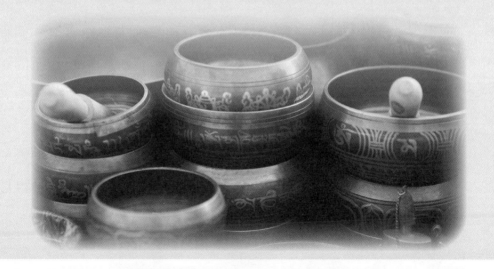

聽過這方面的資訊呢？你想得很對，音樂應用因為算是比較新開發的專科，所以不但比較不為人知，學術界也一直在進行不同的研究來更加認識音樂應用這門科學，與普遍觀點相反，音樂應用不是實驗性的「軟科學」而是非常有系統的，跟一般的看病過程一樣，都會透過 assessment 評估、treatment 治療、evaluation 再次評測等流程來達到療癒的目標。

第一步驟的評估往往是治療師藉由觀察病人聆聽音樂的過程而確認其性格以及病人的需求、擔憂、資源，以及真正問題所在，評估可以是屬於「診斷性」的，治療師可以將病患對音樂的反應和其他症狀歸納於某一個醫療界接受的診斷，例如無法跟著音樂節奏拍手可能是接收音樂的大腦部位受傷，評估也可以屬於「詮釋性」的，治療師試圖用有些學科理論來瞭解病人對音樂的反應，例如病人會選擇某種音樂可能

是因為年幼時產生的一些特別情結，評估可以是「描述性」的，治療師藉由病人對音樂的所有反應整理出一個整體性的輪廓，這樣的輪廓不僅可以深入瞭解病患的性格，也可以用來預測該病患未來的反應，評估更可以屬於「處方性」的，治療師藉由對病患的觀察和瞭解來判斷該病人是否適合音樂應用治療？他適合個人還是團體治療？他適合用什麼樣的治療方式？用什麼樣的音樂進行治療？多久進行一次療程？最後，評估當然可以屬於「測量性」的，治療師將病患對音樂的反應整理為可以衡量的單位，這樣的做法能記錄病人本身狀況、每一次進步，以及之後的目標值。

第二步驟的治療部分絕對非一般想像中的「聽聽音樂病就好了」（世上有這麼便宜的事嗎?!），首先治療師必須花許多心思根據初次的評估來打造一個為病患量身訂做的音樂應用治療計畫，每一次的治療都必須要病人深深體驗音樂並觸發

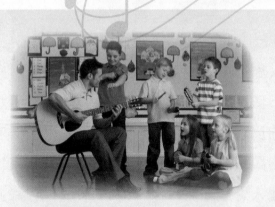

一個屬於病患個人的音樂經驗，治療過程當中會用到的音樂應用方式可以大致分為四種：即興、重製、創作，以及聆聽。即興就是任由病人當下隨興製造出音樂（或聲音），不見得一定要利用樂器，病人可以隨性唱歌或利用周遭的物品來製造節奏，例如用筆敲打桌面。重製指的是播放一段別人創作的音樂並讓病人嘗試用歌唱或演奏方式將該音樂重新呈現一次，除非病人本身的音樂造詣非常高，要不然通常都不會利用太困難的音樂，會使用的可能是一些耳熟能詳的歌謠或經典歌曲，例如「王老先生有塊地」之類的。創作指的是讓病人自行創作出音樂（有些病人可能需要

協助），創造出作品之後治療師會帶領病人一起將該創作過程還有創作出來的音樂分段、分析。聆聽包括讓病患體驗現場音樂以及預錄音樂，過程當中病人跟著治療師一起記錄對音樂的反應並且進行討論。

第三步驟是再次評測，治療師評估音樂應用治療是否有效？病人是否有因為治療而得到症狀改善？有哪一部分需要調整嗎？

為什麼音樂應用可以這麼神？除了有系統性，音樂應用是有明確的醫學根據的，因為音樂是由不同頻率、音量的聲音所組合成的，而聲音是由震動而產生的（例如樂器的弦、鼓面），人類的耳朵收到這些震動，在內耳裡面轉換成電質的訊息，大腦再把這些訊息解讀成為我們所認識的音樂。在解讀過程當中，科學家發現大腦除了分泌大量的 dopamine

多巴胺，讓身體興奮、充滿快感的化學物質，還啟動了 nucleus accumbens，這是深埋在大腦裡面專門掌控快感的中心，一般認為「令人開心」的活動，例如：吃東西、賭博、性愛，都能啟動這個中心，而 nucleus accumbens 與負責處理情感的 amygdala、負責學習及記憶力的 hippocampus、還有做決定的 ventromedial prefrontal cortex 連繫著，因此人們在聽音樂時，除了欣賞歌詞、曲調以外，還能產生情緒的共鳴，所以能帶來感動、激發、安慰、開導、發洩……等效果，即便每個人對於音樂的喜好不同，成長背景不同，在嘗試不同音樂種類後，應該都可以找到令其快樂的音樂，而找到快樂就是回復健康的第一步。

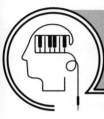

所以我們的下一個問題是：那什麼是快樂呢？

這是一個很簡單，同時卻很難回答的問題，有些人認為快樂是一種感覺，是「好心情」、「愉快」、「微笑」、「開懷」、「幸福」，有些人會提出很實際的答案，例如「快樂是能早點下班」、「快樂是享受一塊美味的蛋糕」、「快樂是與家人一起出去玩」，有些人則覺得快樂是抽象的，是一種藝術、是「活在當下」、是「義無反顧」，有些人說快樂是人生的終極目標，有些人卻說快樂像旅行一樣，是一種過程。對每一個人來說，快樂的定義都不一樣，但無可否認的，快樂，是每一個人都追求的。

從科學角度來看「快樂」這件事，其實是有些困難的，畢竟感覺是非常主觀的，但是因為快樂與健康實在是分不開，所以近年來許多醫學實驗也探討快樂，這些研究大約可以被分為兩種：第一種探討人們對快樂的觀感（什麼叫做快樂？其程度可以被衡量嗎？）及快樂的表現，第二種則探討快樂（或不快樂）對健康的影響。

感覺是藏在心中的，不容易被察覺，更不容易被衡量，所以除了是自己

坦白說出感覺以外，剩下的方式就是藉由表情、肢體、說話語氣來表現出感覺，一項研究分別讓實驗對象們觀察演員們所演出的交際，再讓實驗對象們自己分組並有所互動，之後每一個人填寫標準化的問卷，這項研究發現，人們內心感到的快樂往往比表現上的多，也就是說，人們往往會壓制快樂的情緒以及表現，而在觀察別人快樂的表現時，人們則會認為他人過於誇大，這樣看來，人類不僅「打壓」自己的快樂，同時還會「貶低」別人的快樂，這實在不是非常好的事情。

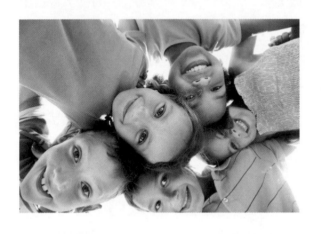

英國經典搖滾樂團 The Beatles 披頭四有一首歌說得好：「Can't buy me love」愛是無法用金錢購買的，而快樂也是一樣，一項 2010 年的美國研究發現，金錢與快樂的關聯只維持到 US$75,000（大約兩百二十五萬新台幣）的年收入，之後賺更多錢也不見得更快樂，還有一個重點是，有別於快樂，「人生的滿足感」似乎與收入沒有關聯。另外有許多研究表示，人們對於「經驗」上所得到的快樂遠遠超過「物質」上所得到的快樂，舉例來說，雖然今天你買了一台新車，心裡很開心，這種開心的程度會隨著時間以及車子本身的正常磨損而漸漸降低，但是一次外出旅行的經驗不僅讓你感到開心，隨著時間，這個假期的回憶所帶來的快樂只會增加而不會減少。

我剛剛從澳洲回到
台灣做音樂時，曾
經一度窮到銀行裡
只剩五塊錢，那段
時間雖然物質上無
法非常富裕，想要
去度假也只能選擇
最少花費的本土景
點、住最便宜的旅

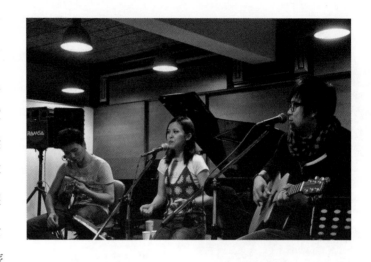

店、吃最便宜的食物（有一天之內騎機車從花蓮到知本，或騎著小小 1500cc
機車上阿里山，途中不小心騎到鄉民採檳榔的狹窄小路，也差一點遇到山
崩），但是一直到現在我想起那些旅行還是記得當時那些景點有多麼好玩，
回顧每一張照片也都令我重溫當時的快樂。我記得窮途潦倒的那一兩年為了
省公車錢，常常背著琴走很久的路回家，一路上又黑人又少，一個人又累又
看不到自己夢想能夠實現的一絲希望，我常常對自己精神喊話、鼓勵自己，
甚至是唱一首歌送給自己，如今我不知道到底我有多少歌曲歌詞都是在走路
時得到靈感的，而我現在再度經過台北那些熟悉的路段時，也總是想起當年
令我感到滿足快樂的小確幸，現在回想起之前的日子雖然感覺自己有點辛苦，
但至今我認為那時候得到的經驗與學習到的人生課程卻是我人生中最豐富珍
貴的，再多的金錢都換不來這些回憶，而我相信隨著更多時間，這些寶藏只
會越來越增值，永遠不會貶值。

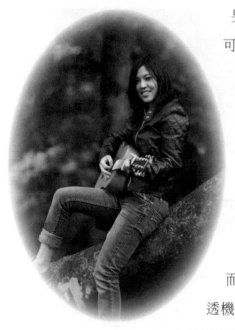

另外一項使用標準化問卷的研究發現，快樂是可以分為不同程度的，而造成差異的關鍵在於：期待。當期待越高，現實往往令人感到失望，比方說若今年你以為年終獎金會有至少一千萬，就算現實上你被分到九百萬（還是蠻多錢的），你也不會那麼開心，因為你覺得那是你「應該得到的」，你甚至可能覺得自己很委屈，為什麼少了一百萬呢？反過來看，當期待越低，對於現實的失望感也會降低，反而會有意外的驚喜，舉例來說，你本來覺得中樂透機率太小，不可能會中獎的，結果別人送你的一張樂透竟然中了，你中了五十萬，心裡太開心了。其實第二個例子中的五十萬遠遠比不上第一個例子中的九百萬，但是快樂的點在於那五十萬是白白得來的，是一個意外的獎金，你覺得是你「多得的」而不是你應得的，因此我們明顯看得出，人類對於快樂的評估跟期待有很大的關聯，音樂能在這方面幫助我們嗎？可以喔！晚一點我們會再回到這個話題。

比起較困難的快樂觀感與衡量，絕大部分的醫學文獻都專注在已經有了快樂（或不快樂）前提的實驗，來評估對健康的影響。美國的一項研究顯示，不僅是快樂的人可以活得比較長、比較健康，連動物也是一樣的，即使其他照顧都一樣，只要在單一方面增加動物們的壓力（例如：讓生活空間變得狹小），產生心臟病、低免疫力、短壽命的機率就大大升高。另一項大型的研

究發現，悲觀的人通常壽命比較短，也有追朔性研究顯示，快樂的早年似乎跟較長壽命有所關聯，也有別的研究發現婚姻不美滿的夫妻有比較低的抵抗力，傷口癒合能力也比較低。這些研究結果證實了我們知道的：正面的心情能釋放荷爾蒙降低壓力、增強免疫系統、加快身體修復過程，相反的，負面的情緒容易引起疾病和較短的壽命。

也有許多科學研究想要進一步的探討快樂的定義，與其只問「你覺得你有多快樂？」科學家開始觀察什麼樣的特色或條件是跟快樂有關係的？擁有這些特色或條件是否也與快樂一樣能令人得到改善健康？美國一項加州的實驗把「快樂」與「社會性連結」整合在一起，設想快樂的人們通常會擁有健康的人際關係，而實驗結果也確實顯示有婚姻問題、沒有親友、沒有社交活動的人們提早過世的機率比一般人高出一倍。

看了許多醫學對於快樂的詮釋，現在讓我問一個最重要的問題：對你來說，什麼是快樂？你，快樂嗎？

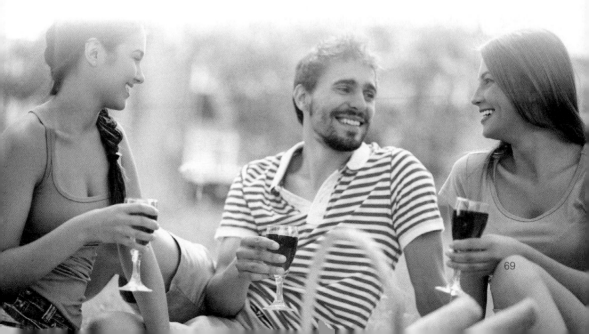

Oli 的故事

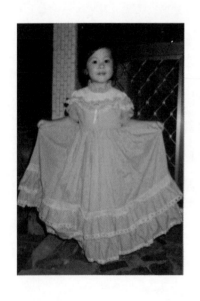

　　我是在七、八歲時第一次問自己這兩個問題，也是那時候認知到快樂的重要性。我在台灣出生，是家裡的老大，也是爸爸媽媽、爺爺奶奶、外公外婆捧在手掌心的寶貝，我不否認，小時候的我很嬌生慣養，很不知天高地厚，雖然爸爸媽媽對我的管教嚴格，對我的成績要求很高，但是我仗著自己的小聰明，不論在家或在學校都生存得很好，每個人都說我乖，每個人都說我漂亮，每個人都說我聰明，每個人都很喜歡我，我要什麼有什麼。除了偶爾吃妹妹的醋鬧個脾氣，那時候的我，根本不知道快樂是什麼，我想是因為我從來沒有不快樂過。

　　七歲那年，我們家移民到澳洲，我從補習班初級的英文程度，一下子進入澳洲當地的公立小學，而且因為我數學好，所以直接跳過二年級就讀三年級，這樣子的改變對我來說簡直就是晴天霹靂，我連抄黑板上的 abc、拼寫自己的名字都很慢，更不用說對應全班嘰哩呱啦滿口英文的外國同學們，以

及三年級漸漸開始困難的社會課、閱讀課，甚至第二語言義大利文。我從一個資優生，剎那間變成一個啞巴、一個文盲，沒有人願意跟我做朋友，因為我不會說話，我功課不好，而且我是跟大

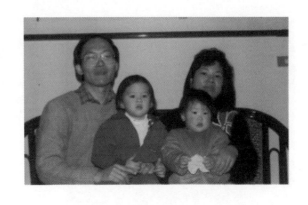

家長得不一樣的黃種人。爸爸媽媽擔心我跟不上學校的進度，每天放學後，總是給我很多額外的功課，讓我背很多的生字，我不能像一年級的妹妹一樣，下課了就可以盡情玩耍。我是那時候發現有種胸口酸酸的感覺，後來我才知道那叫做「羨慕」，羨慕別人的生活比我輕鬆、壓力比我小、英文比我好，看著同學們說說笑笑，而我完全進不去他們的世界裡，我覺得心裡被挖了好大的一個洞，後來我才知道，這叫做「寂寞」。那時候的我，其實每天都很不想去上學，可是我不知道自己不快樂，我只知道那時候眼淚常常會自己流出來，我要小心不要被別人看見，因為老師與同學們會關心我、問我問題，而我，說不出英文來回答。

　　我第一次真正發現自己不快樂的時候，是有一次我在練習閱讀的時候，那時候我剛學到「Happy」這個生字，可是我一直記不起它的長相，所以讀的時候一直被糾正，當時我記得我非常清楚地對自己說：「Happy 個大頭鬼，我一點都不 happy! 你們都不接受我，沒關係，我不需要你們，我會讓自己 happy ！」我決定討厭澳洲、討厭同學、討厭老師，我開始帶著中文的小說去

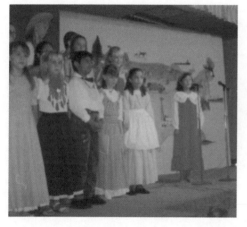

學校，下課同學們都在打球玩耍時，我一個人沉浸在福爾摩斯、亞森羅蘋、世界名著翻譯本的世界裡，我的中文越來越好，心裡卻越來越悶，實在太寂寞時，我會自己對自己對話、唱歌。

你知道嗎？我的第一個朋友，是因為我的歌聲得來的。每一天自己對自己唱歌，會的歌一下就全唱完了，我開始唱爸媽聽的歌曲，我記得很清楚，那天我唱的是陳淑樺的「情關」，唱到副歌：「飄呀飄呀飄的風，吹地是誰的痛？欠山欠水欠你最多，但願來世有始有終。」有一個班上的女同學從我身邊經過，聽到了，很驚奇地停下來，對我說了一堆我聽不懂的話，我反正也聽不懂，就沒理她，自顧自地唱我自己的歌，沒想到那位同學竟然跑去找了別的同學們來圍在我身邊，我用我當時僅有的會話能力問：「What's the time?」（因為我只會這一句）她們卻一直反覆跟我說一句話，比手畫腳半天，我才明白，她們要聽我唱歌，於是我就一直唱著那首歌，唱到下課時間結束，那天是第一次我跟同學們一起走回教室。從那天起，我去學校時漸漸開始有人跟我打招呼，開始有人找我玩，放學後有人跟我走路回家。像奇蹟似的，我不那麼討厭去上學了，我的英文也突然進步很多，有一天當我又看到「happy」這個字，我竟然笑了出來，那時我才恍然大悟，喔！原來我現在快樂了，喔！原來快樂很重要。對一個八歲的孩子來說，這真的是個很大的

領悟。自從那天以後，我也常常唱歌（即便那時我並沒有覺得我的歌聲好聽），因為早在那時，唱歌就為我帶來了我的「特色」，為我帶來友誼，為我帶來快樂。

　　雖然七、八歲時的我度過很不快樂的一段時間，我還是需要謝謝我的爸爸媽媽把我帶到澳洲，讓我的生命被刺激、豐富、成長，從此變得不一樣，也要謝謝我三年級的老師 Mr. Booth，同學們都在讀中長篇兒童小說時，他耐心陪我從「This is Jane. This is Susan.」的幼兒書開始教起，只要我有小小的突破，他就會給我最大的貼紙當作獎勵，我也要謝謝一位同學 Matthew 的媽媽，我永遠記得有一次別的同學取笑我的爛英文時，那位媽媽斥責了他，然後對

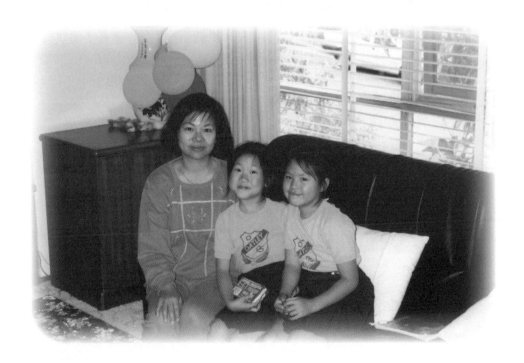

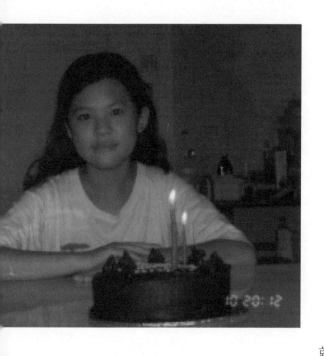

變成生活中最重要的事。

我說：「妳是進步最多的，妳很棒！」

上天對我很好，我在兩年之內幾乎追趕上同學們的程度，第三年我開始跟班上同學閱讀一樣的兒童小說，第四年我的英文程度開始比同班同學好，大家都請我幫他們修改功課，我有了朋友，開始參加社團，可以說，我很快的恢復童年應該有的快樂，但是我不再認為快樂是理所當然的東西，還沒十歲前我就學會問自己：妳快樂嗎？而快樂，

快樂 vs. 成就

　　我不是天才兒童，所以我當然無法在小時候就悟出快樂的定義，但是我一直很努力地去達到我認為「能讓我快樂」的目標，我的目標也往往會讓我快樂一陣子，但很快又被別的煩惱取代。剛去澳洲時英文很爛，導致功課變差，所以我就認為快樂就是聰明、成績好，至今我都沒有再讓我父母為我的學業擔心過，但是當我每學期拿著 4.0 滿分的成績單回家時，我卻很煩惱，因為我被喜歡的男生稱為「書呆子」。看到學校受歡迎的同學們好像很拉風，我就認為快樂就是人緣好，但是當我花很多時間去交很多的朋友時，卻發現我認識的人雖多，其中卻根本沒幾個真正知心的朋友。國高中時看到同學們交男女朋友好甜蜜，我就認為快樂就是交個男朋友，但是有男朋友後也一下

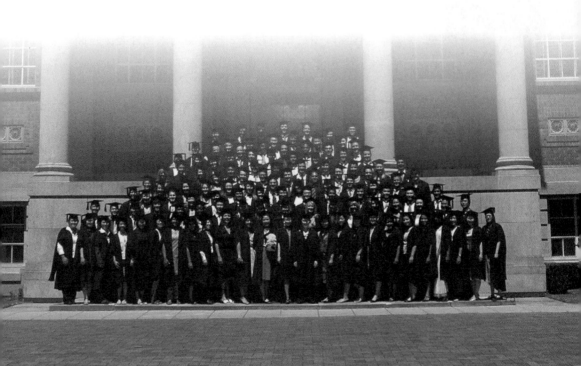

就結束了，因為其實我根本沒有做好心理準備，也沒有真心喜歡人家，更不用說當時我完全不懂得如何去愛一個人。高三那年，我考上別人夢寐以求的醫學院，我表現得很自信，其實每天去上課我都覺得自己沒有別人聰明，我只有下課鬼混時最快樂，在醫院被老師學長姐們「電」的時候，我都怕死了，感覺壓力好大，我變得不愛去上課，考試只要求能及格就好，只有外科比較吸引我，因為「動手」是我比較擅長的項目。一直到大學畢業前，我都一直認定，快樂就是成就，只要我努力，就一定會進入我理想的專科，我的生活就一定會很快樂，我就達到人生的目標了。

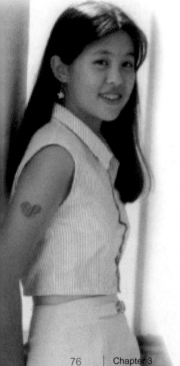

大六那一年，我的外婆去世，年享九十歲，外婆一生很刻苦，從小父母去世，被姐姐們帶大，戰亂時逃來台灣，被姐夫許配給善良但不太有耐心的外公後，省吃儉用，撫養六個孩子，雖然她很辛苦，外婆很懂得苦中作樂，我從來沒聽過她抱怨任何事情，小時候她常常說笑話給我聽，教我看老夫子漫畫，我覺得她是極有修養、有內涵的人。外婆去世時，我心想，我若是有福氣能像她一樣充實過一生，那也不過是幾十年而已，我的一輩子很快就過去了，我，快樂嗎？

答案是：我並不快樂。當醫生的時候，我經濟能力很好，人人尊敬我、羨慕我，可是當時的我其實人際關係並沒有特別好，沒什麼耐性，脾氣也不太好，而且滿腦子都是關於音樂的夢想，在醫院遇見許多困難時，我給自己

的鼓勵是：「沒關係，妳不會永遠困在這裡的！」我當時覺得我的人生實在不夠好，我應該要活得寬闊、更豐富、更精彩，我，除了醫生以外，應該要有別的身分才對。當我意識到這一點時，我決定，我一定要認真追逐我的音樂夢。

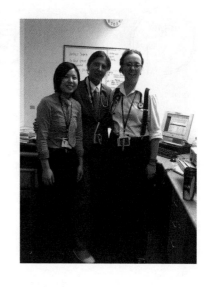

暫時 vs. 持久

很多人說，羨慕我有勇氣，毅然決然地放棄醫師的工作、澳洲的生活，一個人回來台灣做一份「不是一般的工作」，其實我沒有大家想像的偉大，我只是「很想很想」做這件事而已，而在「很想」的背後其實也充滿一些複雜的情緒，害怕是其中之一，我害怕清楚明白自己想要追求的東西卻沒有趁有能力時去實現這個夢想，我害怕我會因此而後悔一輩子，害怕因為後悔而有 middle age crisis 中年危機，或甚至跟老師們一樣有憂鬱症。我也害怕我沒有在這輩子內找到自己的「定義」，我很好奇自己到底除了是個醫生以外，還可以有其他的身分嗎？曾以為站在舞台上被看見、接收到燦爛燈光、掌聲、讚美就是「快樂」的我，在這一切都沒有時，還有辦法繼續快樂嗎？這些想法推著我邁向挑戰前進。

我在台灣的生活，是不是比澳洲困難？是。做音樂的經濟狀況，是不是跟當醫生差很多？是。會不會有人因為我是音樂人而瞧不起我？會。夢想

的路途，是不是充滿否定與阻礙？是。從事音樂，一路上我常常檢視自己，問自己：這是妳要的嗎？這是妳的快樂嗎？有時答案是正面的，有時是負面的，我從過程當中學習，發現了自己到底有多少潛力、多少能力，心中的渴望究竟有多麼強烈，我發現自己聲音的特質以及適合自己的音樂，我學會跟不同類型的人相處工作，我學會如何規劃自己、推銷自己、建立自己的品牌，我也練習把我知道的快樂藉由我的音樂分享給別人。

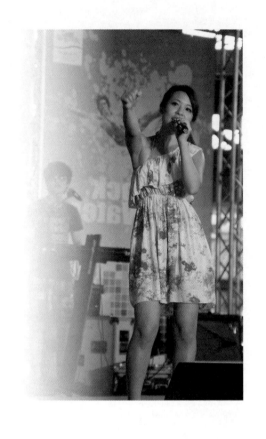

　　人難免低落，就像人難免會生病一樣，人生的目的不應該是一味避開這些挫折，而是讓自己變得更健康，能從病痛與挫折走出來，可能我花了比別人多的時間，走了一條稍微比較遠的路，可是現在的我總是可以回到我原本的快樂，因為我知道我做的是我愛的事情，我現在做的事，是讓我永遠不會後悔的事。

　　所以，懵懵懂懂地活了二十幾年，我藉由音樂得到的結論是：快樂，是不後悔的一輩子。

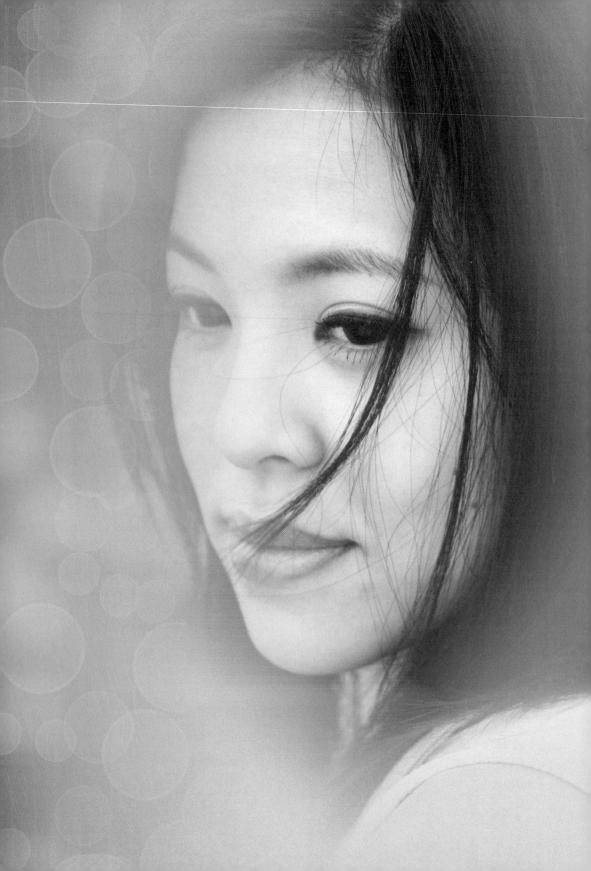

Chapter 4

藉著音樂改變你的想法，因此改變你的一生

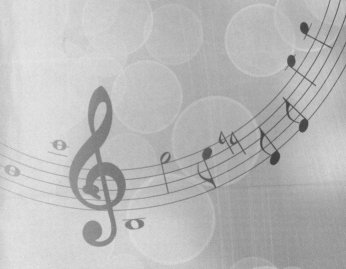

音樂能帶來快樂，這是一個聽起來很夢幻的事，因為我們大家都知道，快樂沒有那麼簡單。能快樂，為什麼要不快樂？哈哈，相信很多人都會回答：「若是我能快樂，我當然就會快樂呀！還用妳說嗎？」可是若我們大家都可以永遠保持快樂的話，天下就太平了。同樣的，能健康，會有人選擇不健康嗎？但是我們大家都知道如何永遠健康的話，那大家都成神仙了，也不再需要

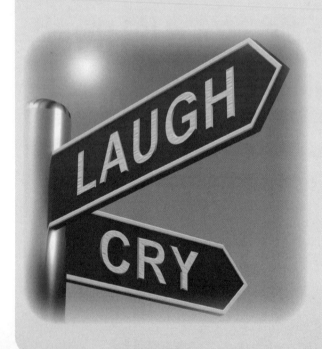

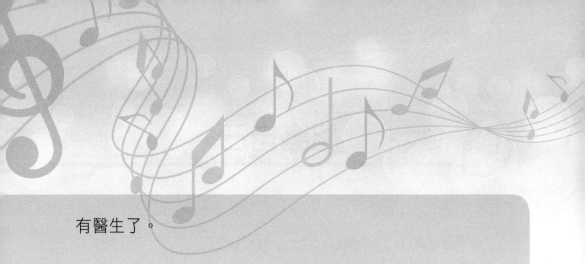

有醫生了。

我認為，既然健康與快樂是環環相扣的，維持這兩者的要訣
也是相同的：

認識自己

轉變看事情的眼光

凡事都要感恩

饒恕自己與他人

而音樂可以幫助我們達到這些重要的目標。

認識自己

　　什麼是認識自己？認識自己是充分地瞭解自己的狀況。請不要覺得這是一件很簡單的事情，其實它並沒有我們想像的簡單。你有沒有經歷過以下的狀況：原本好好的，但莫名其妙地對毫不相干的人口氣不好？你有沒有認識不論碰到什麼事都只會用生氣來回應的人？或者你不知道為什麼，但是你就是對現在的生活不滿，什麼都可以抱怨？或你是個不管是運動還是節食，總是沒有辦法維持很久，卻還是樂此不疲的人？還是你明明一直節食和運動，但就是半公斤都瘦不下？

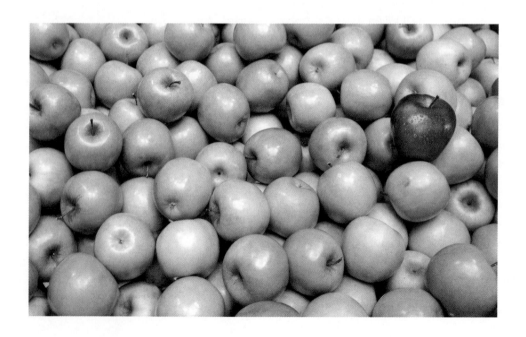

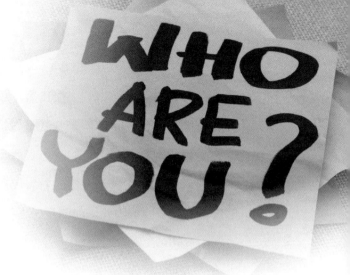

要達到快樂，首先就是要知道自己的情緒，且找到問題的關鍵，唯獨解決了問題，才能找到真正的快樂。舉個例子，若有個人跟情侶分手了，卻沒有好好檢討到底感情出了什麼問題，他自己應該有哪些改變，而一味地拼命交往、交往、交往，他這樣繼續下去交一百個對象也不見得能找到幸福，或者工作不快樂，一直換工作、換工作，但是沒有瞭解問題所在，每天去上班還是一樣不開心，同樣的，若不快樂的話，需要仔細分析為什麼？是覺得自己被拒絕？還是自尊受挫？是內疚？是嫉妒？還是失望？覺得被冤枉？知道問題在哪，下次才可以改善或避免，同時，你也會發現：「喔，原來我是這樣的一個人！」

我以前在醫院工作時，大約從十一點到兩點這段時間內，我的耐心總是不足，很容易感到「不如意」、「討厭工作」、「討厭大家」，後來我好好想了想並且實驗了一下，原因其實很簡單：我餓了。之前我完全想不到我竟然是肚子餓會發脾氣的人？!但既然知道自己這個缺點，我就盡可能在口袋或包包裡塞些小零食，有時間啃幾口，情況就改善許多。其實，光是瞭解自己的問題，情況就已經改善許多了。再舉個例子，我在內科當實習醫師時，常

常覺得很「煩」，每一件我該做的工作我都好好地做，也跟同事們相處得很好，當時上下班時間也比較固定，但是我就是覺得「煩」，我發現這是因為我是一個「喜歡看到問題迅速解決」的人，身體哪裡有問題，我們趕快開個刀或吃個一週的特效藥，我比較不喜歡「看看反應」或「慢慢來」，雖然反應跟進階式的療程都很重要，因此以前的我一直往外科方向發展。

音樂怎麼幫助我們瞭解自己呢？來做一個很簡單的測試：隨便上網找一些沒聽過的歌曲，每首播放三十秒，並且讓自己在三十秒內決定自己喜歡還是不喜歡這首歌，幾分鐘內你的喜好其實就應該很明顯了，你是喜愛節奏輕快的舞曲還是柔和的抒情歌？你喜歡熱血的搖滾樂還是隨興即興的爵士樂？2003 美國德州大學曾經做過針對音樂喜好的心理學研究，發現音樂喜好與個性有著非常大的關聯，根據音樂喜好可以推測聽者的個性，這項研究將音樂分類為四個不同的種類：「自我省察 / 多層次型」包括藍調、爵士、古典，以及民謠；「強烈 / 叛逆型」包括搖滾、重金屬及非主流音樂；「樂觀 / 主流型」包括主流音樂（廣播電台、電視上常聽到的歌曲）、鄉村、電影原聲帶；「活潑 / 節奏型」包括嘻哈、靈魂、舞曲類。研究結果顯示，「自我省察 / 多層次型」的人通常聰明、樂觀、愛做夢，同時比較

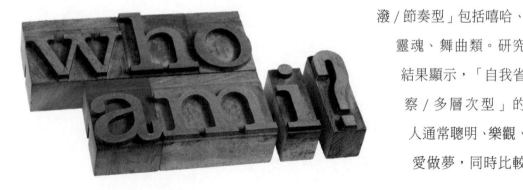

情緒化，容易憂愁；「強烈／叛逆型」的人通常比較有動力、有熱情、勇於表達，但是比較容易生氣；「樂觀／主流行」的人通常比較單純、樂觀、浪漫，但是表達能力有限；「活潑／節奏型」的人通常節奏感比較好，但是對於情感方面比較缺乏。當然，單單一個研究無法完全整理出所有音樂以及性格，音樂的形態有太多種了，人類的性格也會有重疊的地方，一個人可以又愛做夢又有點叛逆，而個性又因為成長環境不同而異，造成天下每個人都是獨一無二的，但是這樣的研究可以做為參考，根據音樂的喜好來瞭解自己。

接著我們可以來看看自己喜歡的歌曲，歌詞的內容都寫些什麼呢？為什麼自己會被這樣的歌詞吸引呢？是否同意歌詞的內容？感同身受？還是其實你沒有被歌詞吸引？這些觀察可以更加讓我們瞭解自己當下的感覺，而有些對自己的觀察結果，也可以應用在別人身上，畢竟音樂跟整個社會的文化是相關的，一個社會的價值觀往往會反映在人們喜歡的音樂上，揣摩能被大家認同的加值（例如：自由、寬容、幸福……等等抽象概念），製造出

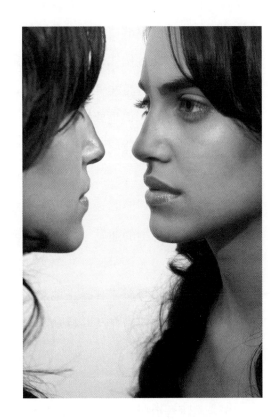

「以同身受」的感覺，寫歌、寫作的人就是靠著這種方式寫出暢銷作品，也可以說，找出個人的個性喜好，多多少少能推測出一個社會的文化、甚至一個民族的特徵，這種觀察其實是心理學的一種，叫做 music psychology 音樂心理學，聽起來有點冷門，但是音樂心理學的應用可多了呢！宗教、行銷、宣傳、娛樂、兩性關係⋯⋯ 這些都是音樂心理學的領域。

除了對個性、情感上的認識，認識自己的體能也很重要，不但要瞭解自己身體的狀況，還要知道自己的體質，更要瞭解自己的性格，才有辦法做有助於健康的事情。瞭解自己的身體狀況包括：任何出了問題的地方（才可以採取行動解決問題，例如這次驗血膽固醇高了些，那就可以先嘗試飲食控制加運動，下次再驗可能就有所改善）、baseline 心肺功能基準（不見得要做完整的心肺功能檢查，但是要瞭解自己最「原始」的狀況，例如自己靜態以及運動時的心跳率，再建立一個適合自己的運動方式以及速度調整，才能避免傷害及保持健康）、baseline 肌肉狀態（不需要去做特別的測試，但是應該要知道自己的肌肉是短時間爆發型，適合短距離衝刺的運動，還是長時間耐力型，適合遠距離持續的運動，不管你是哪一型，都要盡量讓自己的爆發力與耐力平均，不要差太多），以及需要注意的事項（例如，知道自己需要至少二十分鐘持續運動身體才會真正地熱起來，所以暖身運動永遠不會少於二十分鐘。或者，某些疾病在某些特殊狀況下會發作，例如過敏、氣喘、癲癇、暈眩⋯⋯ 等等。）

再來是瞭解自己的體質，這部分跟運動比較有關，1954 年美國的 William

Herbert Sheldon 提出一個概念，基本上人的體質可以分類成三種：Endomorph 內胚層體型、Mesomorph 中胚層體型，以及 Ectomorph 外胚層體型。內胚層體型的人容易「儲存」，不管是脂肪或是肌肉，都很容易變大，這一類型的人通常骨架比較寬，會看起來比較「有肉」；外胚層體型的人剛好相反，什麼都不儲存，所以不容易長脂肪也不容易長肌肉，這種人通常骨架窄、四肢瘦瘦，看起來像「瘦皮猴」；中胚層體質的人算是幸運的，適合長肌肉但不長脂肪，變胖後也可以迅速瘦回來，通常這一類型的人會有比較寬又壯的上半身以及明顯的腰身。哪個聽起來比較像你呢？其實我們每一個人都是這三種的混合體，但是你應該選得出自己比較傾向哪一種類型，為什麼要知道體型呢？因為做適合自己體型的運動才會更快速、有效率地達到健身的目的（例如：增強心肺功能）以及目標（例如：穿下小一號的衣服）！內胚層體型的

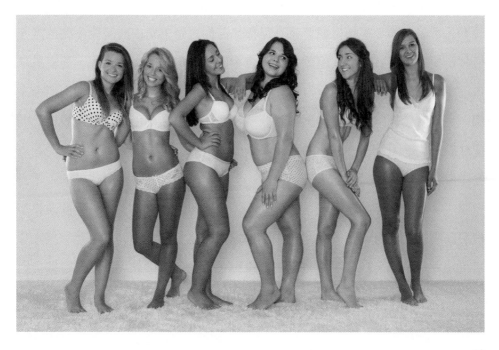

人最大的需求是減少多餘的脂肪，所以這一類型的人需要做比較多「有氧」活動，例如跑步、游泳、有氧體操之類的，加上一些重量運動效果也會不錯。外胚層體型的人不論如何都不容易變壯，所以一味鍛鍊肌肉是沒用的，反而可以做一些速度性的訓練，例如飛輪，同時搭配飲食來達到健康又美觀的肌肉線條。中胚層體型的人要注意不能只顧著做有氧型的運動而讓自己原有的「瘦肉」肌肉萎縮掉，應該做同等的有氧以及重量訓練，想減肥的話也應該從飲食控制下手（這一類的人常常仗著肥肉少而覺得自己可以大吃）。

最後要瞭解自己的個性，這可能是最最重要的一輪了，你是急性子嗎？什麼事情都要越快越好？還是你是需要時間慢慢適應的人？以前我在家醫科輔導戒菸病人時，當時老師要我向病人們提倡利用尼古丁輔助品漸漸戒菸，好多人卻都跟我說，他們沒有辦法慢慢來，感覺很折磨，他們寧願一次性地把菸以及所有會讓他們想起菸癮的誘惑通通丟掉，像人生重新來過。你是「三分熱」型的人嗎？還是會執著達到目標？若你注意力集中的時間不長的話，最好不要為自己訂下太久遠的運動計畫，例如一年份的慢跑行程，要盡量讓自己不無聊，最好每兩三個星期就換個不同的事情來做，例如慢跑兩週後來個一週的有氧舞蹈之類的。以前我開藥給病人時，其實也會盡量考慮他們的個性以及偏好，「三分熱」的病人盡量開一天只需吃一次的藥，最好一週內完成療程，比較有毅力的病人可以開一天多次的藥。你是重視目標的人還是重視成果的人？不論是吃藥、吃保健品，或者運動，有些人就是喜歡規律地按照計畫進行，每天完成固定工作後可以幫自己打個小小勾，但是有些人會覺得過程無所謂，只要最後有達到（康復、瘦身）目標就可以了。瞭解自己的個性，才能找到適合自己且讓自己感到開心的做事方式。

轉變看事情的眼光

正面的思考，絕對可以改變一個人的一生，我堅信。

回想我剛剛從澳洲回到台灣，開始當個音樂人時，真是一段黯淡的時間，那時候的我跟親戚住，但是我的親戚們不但沒有任何一人從事跟音樂有關的工作，更不用說幾乎每一個人都認為我回來做音樂是大錯特錯。我很想做音樂，卻不知道如何踏入這個圈子，我甚至連找工作的經驗都沒有（因為以前只需申請理想的醫院，第二年就很理所當然地得到工作），那時候的我沒有工作、沒有收入、沒有什麼朋友，也不知道自己應該幹嘛，連我自己都非常害怕我是在浪費時間，而且我知道我如果繼續讓自己這樣害怕下去，可能再過幾個月後我就會決定放棄回家了，我一定要改變自己的心情，才有辦法繼續撐下去，才有機會改變我的狀況，才有追逐夢想的機會。說起來容易，要說服自己不是一件簡單的事，正面思考也是需要練習的！當時的我沒有工作，我就跟自己說，沒關係，這樣才有更多的時間讓自己專心做音樂，沒有收入，剛好讓我有機會審查自己花錢的方式，好好把自己的預算花在最需要的東西上面，並且像某日本電視節目的「一個月花一萬元」單元一般生活其實也挺有趣的，每當我發現「便宜貨」時都格外開心。低落時，覺得我失去了原本的社會地位以及旁人的尊敬，我會提醒自己，別人的眼光與我無關，我在乎的是我如何看自己，我要超越自己，超越「醫師」身分的迷思，為了生活需

要找工作時，我家人都心疼我「好好醫生為什麼要放下身段」，可是我都告訴自己說，我不是放下身段，我是在證實自己除了醫學外，還有許多別的才能，我英文好，剛好可以教學也可以翻譯，我聲音好，剛好可以駐唱，更嘗試當配音員，我會彈琴配樂，可以當老師也可以接案子，我願意嘗試，所以臨時演員、外場代班，活動主持……好多工作我都做過，同時我也不斷在學習社會經驗。

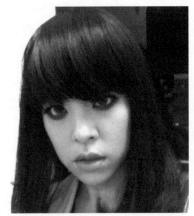

Aveda 髮型模特兒

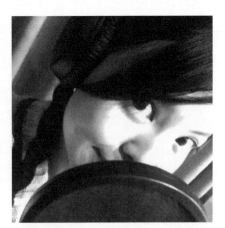

擔任配音員

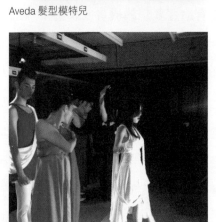

擔任演員

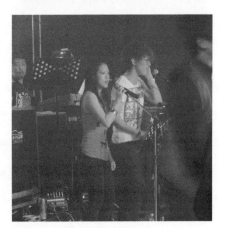

擔任林俊傑迷你演唱會合聲

正面思考，絕對不是自己對自己說謊，說服自己「我很棒、我很棒、我很棒」，或是強迫自己「堅持下去才會成功」，而是在遇到困難的時候，能不鑽牛角尖，幫自己找到轉換心情的通道，這樣你才有辦法轉變現實！舉例，若你被上司派了一件苦差事，你可以抱怨自己為什麼這麼倒楣，但何不把這個苦差事當作一種挑戰，一個表現的機會呢？也許這件事原本就是一件不可能的任務，其實大家都知道，那你若是無法達成的話，至少讓大家看見你勇敢負責任的樣子，若你竟然達成了，那你可是展現了驚人的能力不是嗎？若是你有一個難相處的上司，你對他的大方體諒，就算對方不領情，也會讓你在別人眼中成為一個「好人」，但說不定你的好也會感動到你的上司，改善你們的關係。

關於體能、體態這一方面，正面思考也會有很大的幫助，若你覺得自己體能不好，跑幾步路就喘呼呼，那恭喜你，因為像你這樣的人可以進步得很快，別人可能花好幾個月的時間想從 90% 到 91%，但是你一下子就可以從 0

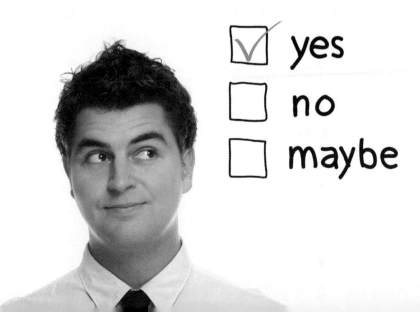

到 40%，這樣不是很有成就感嗎？減肥也是一樣的，你越重，一開始會越比人家瘦得快。當然，現實還是很重要的，一開始飛快進步後你還是得跟大家一樣遇到瓶頸，但那時運動釋放的荷爾蒙和成功的喜悅會幫助你持續努力。

音樂能幫助人們活得健康、正面思考，其實有幾個不同的層面，其中一個是曲風，什麼是曲風呢？曲風是一首歌編曲的風格，想像一下一首歌，拿掉歌詞，拿掉主唱的聲音，剩下鼓、貝斯、吉他及其餘的配樂就是你要聽的啦！每一個人對音樂的喜好不同，但是人類的聽覺大約從 20Hz~20,000Hz，其中有些頻率太高或太低，就算沒有意識性地注意到也會讓一些人不舒服，有些則是會令人感到放鬆舒服，每個人的標準都會不一樣，所以大家可以去找讓自己舒服的音樂，可是請注意，我說的「舒服」跟「爽」絕對是不一樣的事喔！目前很多市場統稱為「療癒系」的歌曲都非常好聽，但催淚的旋律與配樂雖能引起情緒上的共鳴，卻在令人難過之後無法令人感到有力量去省察事情的根本，找出正面思考的轉捩點，那這些音樂我都歸類在「聽了爽」的分類，好聽，但幫助有限。真正有幫助的音樂不見得要複雜、不見得要某種類型曲風，聽了卻可以讓心靜下來，好好省思，然後替自己的思緒找到一個正面的出口，每個人都不一樣，有些人能從自己喜歡的曲風裡找到幫助，有些人剛好相反，要聽自己完全不習慣的音樂才能聆聽心裡的聲音，有些人會喜歡優雅的古典樂，有些人會喜歡文藝一點的民謠，但對我來說，最令我振奮的音樂就是動漫配樂！我不會日文，所以聽不懂歌詞，也沒看過很多動畫，但是我只要聽到節奏強的音樂（這類型大多屬於流行搖滾），尤其是聽起來是「快樂的」、「溫馨的」大調合弦，心情自然就往好處想！每當失落時，

聽聽自己編輯的動漫庫藏，總是會找到力量重新出發。若是你不知道自己喜歡什麼曲風怎麼辦？沒關係，多聽多嘗試，尤其要找自己平常不太會接觸到的，建議可以利用網路平台，不需要花太多錢就可以品嚐不同的音樂，也可以試聽平台對每一種音樂的推薦，對需要曝光的獨立音樂人也是一種支持喔！

　　請記得：凡是有負面的事，就一定會有正面，找到正面，你會成為更快樂健康的人！

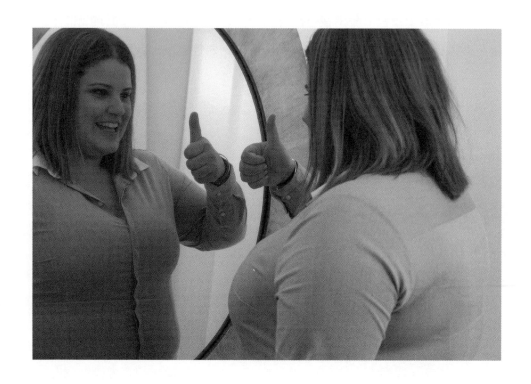

凡事都要感恩

　　我認為，能不能有健康的思想，除了轉換自己看事情的方式以外，還有另一個很重要且一輩子都受用的人生課程：懂得感恩。跟正面思考一樣，這其實也是非常需要學習、練習的，沒有一個人一生下來就懂得感恩，但是我很確定我們每一個人在生命的旅程中一定會遇到挫折，有些人的挫折比較多，有些人的稍微少一些，發生在自己身上時，相信一定都是一樣很難受的，懂得凡事感恩能讓自己拉自己一把，跳出沮喪的惡性循環，就算當下難過，我們可以把難過限制在一定的時間裡，長遠看，心情可以轉變，也能為自己找到更適合的出路也說不定。

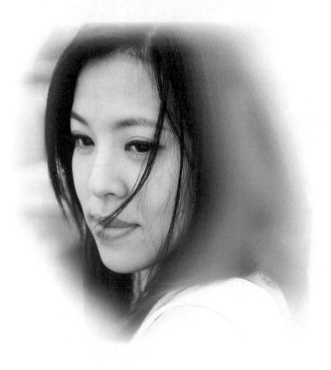

　　說說我自己的經歷，我不是一個「星路」順遂的人，我跟唱片公司和經紀公司面試，往往會碰到負面的回應，因為在演藝圈來

說我算「很老」了，就算我看起來不老，就算我的歌聲從來沒有被批評過，就算對方喜歡我的創作能力，就算整個面試過程很談得來，最終我還是不符合公司眼裡的投資人選，這讓我覺得實在很挫折，我覺得我沒有比不上別人的事，唯一無法更改的是我的年齡，這點我感到無助，很多人會覺得我是個醫生，這是很酷的事，很棒的記憶點，但是醫學院至少念六年才畢業，畢業後要實習，實習完回來就已經「老了」。一年又一年過去，當認識了許多「該認識的人」卻遲遲沒有被「錄取」，別的公司可能只要聽到這樣，不用見面聽我的音樂，就早決定我不是他們理想中的人。若你是我，幾年來都被別人嫌不夠好，你會有什麼樣的反應？相信自己不夠好？討厭唱片公司？討厭市場？放棄？我若說這些我都沒有想過，那我就是騙人了，有時我覺得我又回到七歲那段很孤僻的時間，只是這次沒有老師、同學，跟我對立的是整個產業、整個市場，不管多少人說「久了就會習慣」，我想人的心都是用肉做的，我應該永遠不會遭拒絕而不難過，可是難過完我一定會開始感恩，這是開導自己的開始，也是康復的開始，首先我會為自己的健康感恩，因為我其實真的還年輕，我有健全的四肢，有體力、有活力繼續追求自己的夢想，再來為我有愛我的家人感恩，很多人需要經過家庭革命才能做音樂，但是我的家人們每一個都用自己的方式支持我⋯⋯ 就這樣，想到一個恩典就感恩一個，重點是要慢慢地導向那個特別難過的點，例如自己又被拒絕了，但是就算被拒絕，我很感謝我是經得起挫折的人，不會因為一點小事就被打倒站不起來，也很感恩一次又一次的打擊讓我心智成長很多，也見識很多，我知道什麼樣的人是根本沒有誠意的，什麼人有誠意但是沒能力，我甚至感謝有些「機會」並沒有降臨在我身上，因為若我順利得到願望的話，反而不會有機會自己當

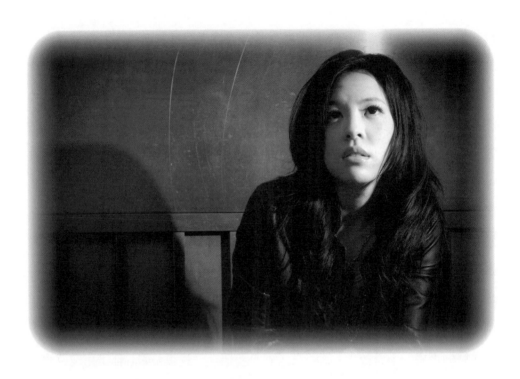

企劃、製作人、導演、出品人、宣傳！

　　你知道嗎？我以前其實很羨慕體育課很棒的同學們，尤其是快跑型或身體很柔軟的同學們，因為剛好這兩項都是我的「罩門」，再加上我天生氣喘，感覺上運動方面我永遠就是輸給別人，有一陣子我也非常相信我不可能會在體育課有好成績而變得很不配合，幾乎要老師拜託我才勉強跟在大家後面動一動，但是我開始實施「感恩」後，我就跟自己說，好吧，妳跑得慢，但是妳很幸運地比別人都固執，試試長跑好了，沒人要跑的 800 米、1500 米，那我來跑跑看，後來竟然也有不錯的成績！當然，凡事感恩也不是一味地為自己找台階下，或是向自己說謊，既然讓人有可以批評的地方，那就一定要檢

討，自己真的是如他們說的嗎？但是檢討後，發現真的不是自己的問題，若是像「年齡」這樣無解的問題，那我認為就堅持自己的立場吧！浪費時間沉溺在自憐裡面，還不如開始感恩，找回自己，然後把精神花在可以改變的事情上！

　　音樂能幫助我們感恩，絕大部分在於歌詞，一直到現在我還是很喜歡去買實體的音樂專輯，然後在播放 CD 時，一邊閱讀歌詞，細細品嚐音樂，而在這個 CD 不賣錢的時代，直接上網通常就可以找到你想要的歌詞。若把一首歌想成「說一句話」，那之前提到的曲風可以被想成「說一句話的方式」，曲的旋律可以被想成「一句話對於情感的內容」，不需要聽到一個字就可以帶來很多聯想、感覺，那歌詞則可以被想成「一句話對於理性的內容」，讓大

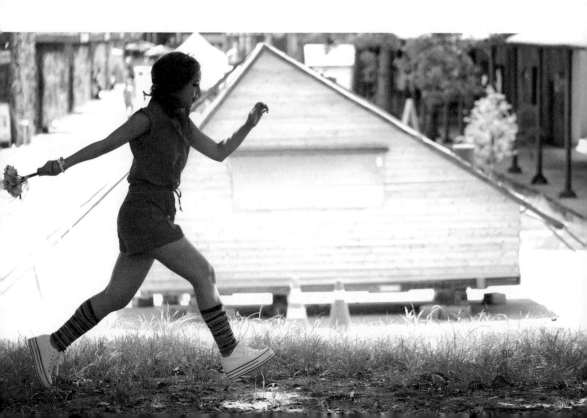

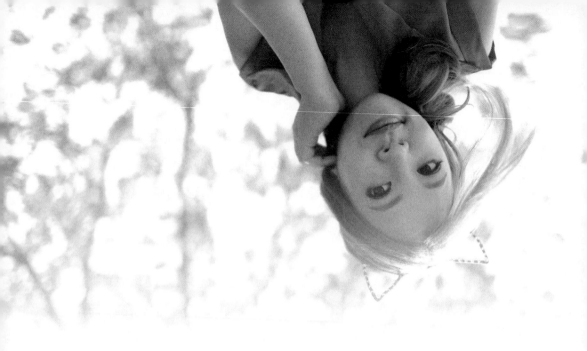

腦可以更輕易明白並記下歌曲想表達的訊息。好的詞能讓歌曲更上一層樓，成為令人念念不忘的一首好歌，不好的詞則是讓歌曲功虧一簣，如此可見歌詞的重要性，而什麼樣的歌詞可以幫助人們學習感恩呢？第一種很明顯的就是宗教性的歌詞，不論是什麼宗教，純粹由音樂角度來看，宗教性的歌詞通常有較多讚美、開導、感恩的成分，感恩的事項通常是生命裡的祝福。第二種我稱為「直白型」，這一種歌詞雖然沒有宗教色彩，但是會直接道出感恩的重點，而這種感恩，通常是在感謝某一個人，經典歌曲「感恩的心」就是一個例子。第三種我歸類為「抽象型」，這一類的歌詞，通常不會直接說出你應該要感恩，也不會給你一個感謝的對象，而是舉出很多很多可以令人感恩的事情，間接地提醒我們別忘了還有值得感恩的事在我們周遭，我喜歡這一類型的創作，因為不設定對象，反而能讓任何一個有心的聽者對號入座，「陪我看日出」、「月光」、「OAOA」都是屬於這一型的歌曲，英文也有「Bad Day」、「Angel」、「Close To You」等歌曲，日文也有很多很多，「Closer」、

藉著音樂改變你的想法，因此改變你的一生

「道～To You All」、「螢火蟲之光芒」，我自己的第一張同名專輯裡大多數也是這樣的歌曲。建議大家可以多聽多嘗試，在難過時不妨找一些能讓自己感恩的歌聽聽（有時可能需要多聽幾首）轉換自己的心情，真的很有用喔！

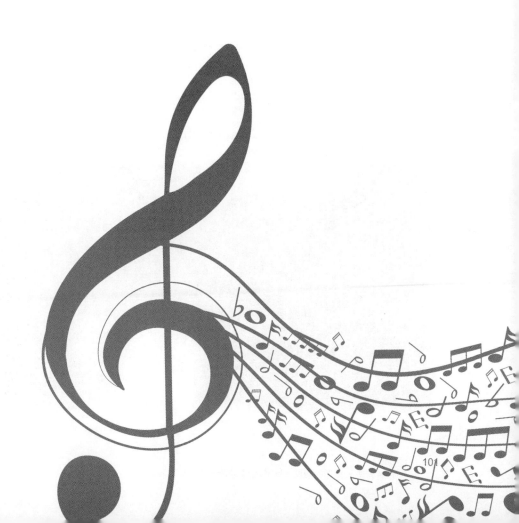

饒恕自己與他人

　　理想中，我們每一個人都是一生下來就非常健康的，碰到問題時，即時採取行動解決問題後，都可以很快速地恢復原本的健康與快樂，若你的人生是這樣的，那太好了，恭喜你，你要好好珍惜。事實往往不會像理想那樣的順利，我們不見得都非常健康，看病吃藥開刀也未必會馬上見效，我們每一天都有屬於每一天的煩惱，每一個人都有一本自己難唸的經，有些人甚至一天都不會微笑一次。在這樣的當下我們需要的反而不是正面的思考或者感恩

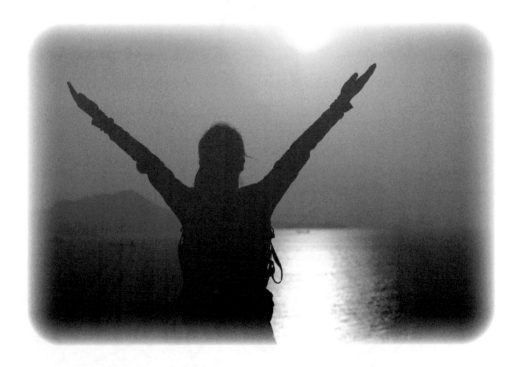

的心，而是饒了自己吧！Give yourself a break! 饒恕，是接受自己軟弱的事實，我坦承我永遠不可能會成為超級名模，因為我永遠不會是高個子，所以我不會要求自己做一些名模會做的事情，但必要時我還是會穿上高跟鞋，讓自己比例好一點。饒恕除了是接受自己的短處，也是原諒別人的短處，當然我知道每個狀況不同，可能我們很有理由生氣、傷心、失望，但是「不饒恕」一個人其實也是很花費精神力氣的，盡早放下，表面上吃了一些虧，但是你變成比較好的一個人，心情好了，「對的事」才有可能會被你遇見。饒恕，不是放棄，是暫時地放自己一天假，放假休息是為了走更長遠的路，嚴厲節食的人，一週一定要讓自己放假一天，下週才有動力繼續，也比較不容易壓抑自己，到最後大抓狂而大吃特吃。

饒恕是一件說起來容易做起來難的事，我利用音樂來幫助我完成這個動作會先選一些節奏重、快、低頻多、比較重金屬的音樂，跟著一起吶喊發洩完後，開始面對自己比較負面的心情（埋怨、生氣、失望），所以會選一些慢節奏的（關於感恩）歌曲，邊聽邊哭，哭完可能就好多，再聽些熱血的動漫歌，就又是一條龍了，整個過程快的話可以一個下午就完成，慢的話可能要反反覆覆好幾次，好幾個月，甚至好幾年才能真正地原諒，然後放下，活出更美好的生活。

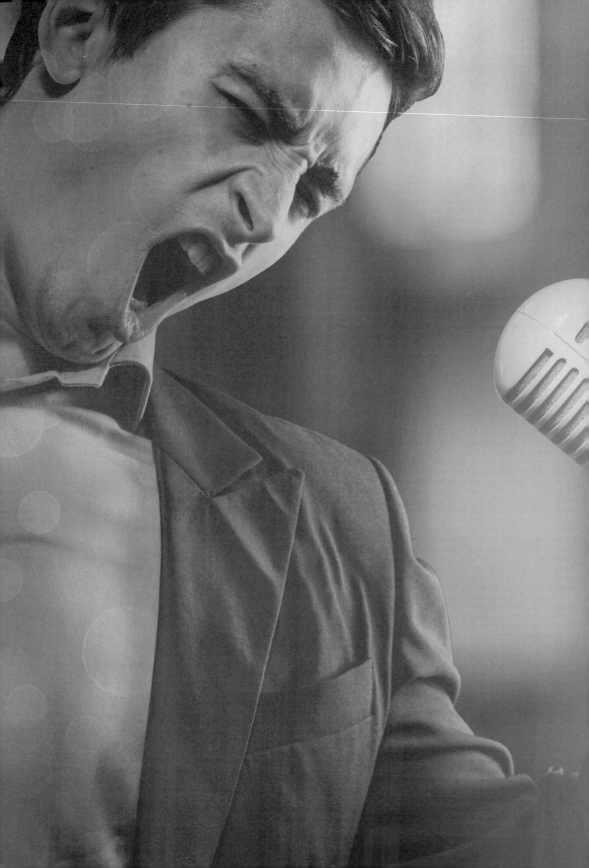

Chapter 5

用音樂實踐
你的快樂與健康

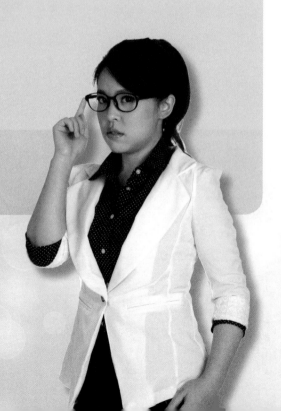

既然我們已經知道關於健康以及快樂人生的要點，那為什麼還是很多人覺得幸福距離自己很遙遠呢？大家還在等什麼呢？

Chapter 5
用音樂實踐你的快樂與健康

抓緊健康與快樂的機會

　　你現在在做什麼？如果你只能再活三個月，你還會做你現在在做的事情嗎？往往我們要被限制住了，才發現自己的價值觀以及一些想法的先後順位，也往往要等到生病後，才會發現健康的可貴，悔不當初，可是為什麼要等那時才行動？我們要抓緊身邊的每一個機會來打造自己的快樂與健康，凡事都是起頭難，問題往往不在辦不到，而在我們根本沒去做，但是我想鼓勵自己以及鼓勵大家，請無論如何抓緊機會，不管那是一個療程、一個新的健身計畫、一個長久以來的夢想，越是辛苦麻煩，則更要去做，因為困難是種挑戰，克服後才會有成就感，我的第一張專輯還有微電影單曲都是自己策劃製作的，當時雖然辛苦，但是之後除了成就感，更讓別人看見我對音樂的想法、我的能力，也因為作品而得到更多機會，所以遇到挫折別氣餒，這會是我們「翻身」的好機會！

　　我們總是在還沒開始做一件事情之前，就開始潑自己冷水，「哎呀，不會成功的啦」，「人家都不可能，憑什麼我可以做到」，要消除自己心中的這些障礙，我們才能無論如何都把握住機會，而關鍵在於：你要知道天底下沒有任何經驗是白費的。人是很奇怪的動物，我們不太相信自己眼睛看不到的事情，當我們無法將現在做的事與將來會得到的好處連在一起的話，我們就開始打退堂鼓了，但是請相信我，不管成功或失敗，沒有一個經驗會白白

浪費時間，舉例來說，我想要改善過敏體質而開始吃中藥，過了一個月，花了不少錢在藥品上，過敏卻沒有改善，這不表示我不應該繼續努力，說不定只是我吃的方式不對，或這款中藥不適合我，若本來要見效就需要更長的時間，但是至少我現在知道了，知道後就可以選擇採取別的行動。對於健康、健身、快樂，我認為越多嘗試越好，很多事情是無法馬上看到結果的：不同的運動方式，健康的飲食／食譜，不同種類的保健品，精神衛生，甚至是一段美好的關係或友誼，一份適合自己的工作……基本上對我們好的、值得做的事，通常都無法很快見效，若太快的話反而需要擔心，但是不去嘗試，你永遠不會知道這件事是否適合你。在做音樂的過程中，我也做過很多很多看似不相關的工作：教學、翻譯、配音，而這些工作除了是經濟上的補助，開拓新的學習機會，同時也很奇妙地在為音樂鋪路！我的專輯 MV 導演們，幾

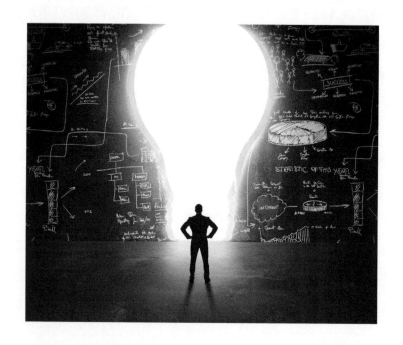

乎都是我在幫台北花博翻譯、配音時認識的，也因為花博的工作而被拉去拍宣導片，讓我除了音樂事業上的收穫，還開始踏入拍片的新領域。除了做音樂、追求音樂夢想，其實音樂可以幫我們把握認識新朋友的機會，大部分的人都聽音樂，即便不是非常懂音樂、沒有特別喜好，但多數的人都知道有音樂這個產業，往往也對音樂圈的八卦略知一二，所以跟新朋友聊天時其實音樂是個非常好的切入點，而多認識一個人，就是在自己身上累積多一個人脈，世界很小，你永遠不知道何時最初的緣分會怎麼樣幫助到你喔！

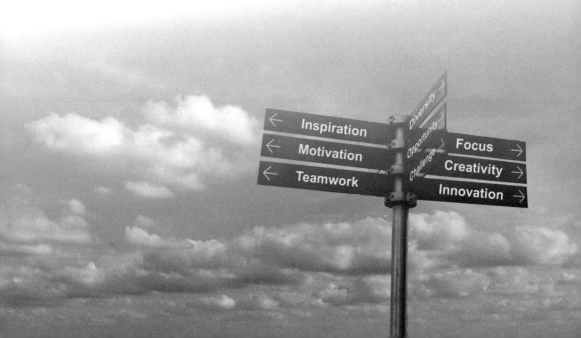

製造健康與快樂的機會

　　當我們決定開始實施自己的健康以及快樂，有些事情像是一份新的工作、一段新戀情，往往我們耐心等待機會，但是我認為被動式的計畫總是沒有主動製造機會來得有效率，也比較有長久成功的機率，因為我們不用期待機會來遷就自己，而是自己來打造出一個適合自己的社交習慣、運動計畫、瘦身或養生計畫，或者一個新的興趣。

　　怎麼樣製造機會呢？首先，要為自己騰出時間。每個人一天都有 24 小時，只是每個人用的方式不同，而時間是不等任何人的，你不騰出時間來運動 /學習樂器 / 社交，那你就永遠沒有辦法變瘦 / 演奏 / 交朋友，所以應該依照自己的行程以及需求，一星期為自己騰出適量的時間來，你可以試著估計一下，以自己空出的時間，有可能需要多久才能達到目的，再做一些調整，例如若有個單身的人想要在一年內結婚，一週卻只能抽出半天的時間來認識對象，那豈不是進度太慢了？所以需要多空出一點時間，或者將目標往後移一點。

　　時間騰出來以後就幫自己排個工作行程吧！不管你想要達到的健康目標是什麼，開始朝著理想的方向充實自己，例如若想要少一點感冒，那就開始多一點運動、補充養分、調整作息，若想得到升遷的機會，那何不讀一些語

文或管理的書，或是調整自己的工作心態？

　　不知道自己應該幹嘛怎麼辦？製造機會還有一個重點是：聯想的威力。請問各位有讀過《祕密》這本書嗎？沒讀過的話也沒關係，相信大家都有聽過「心想事成」這句話吧？先閉上眼睛，放鬆身體，然後開始想像自己達到目標後的樣子，不管你的目標是什麼，是「三高」恢復標準指數也好，或是瘦三公斤，或是考試 100 分，或是交到心儀的對象，或是換工作，反正就是想像你已經做到了，心裡那份喜悅以及成就感，現在倒退一點點，想像你正在努力達到目標的過程中，很累很辛苦，但是你不怕，因為你已經看到了成功後的自己，然後再退回多一點點……慢慢想像每一步驟奮鬥的自己，直到回到現在。相信自己能成功，就真的能成功嗎？聽起來很不可思議，太天真？但是我覺得其實蠻有科學根據的，這樣想像的功效其實跟宗教或瑜珈的冥想有點類似，也跟催眠的道理很像，因為「相信」而產生改變、力量，在醫學上被稱為 placebo effect，病人雖然沒有受到治療，卻因為相信自己有得到治療而康復，可見我們人類的「念力」真的是很厲害的，再加上這種想像的過程當中，當我

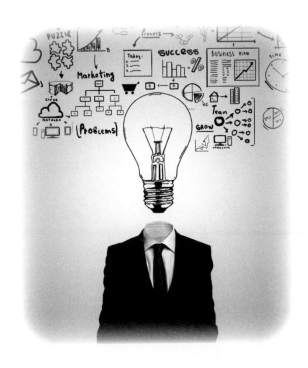

們一步步想著自己不同階段的努力時，其實我們大腦就在不斷聯想、整理這些資料，讓我們潛意識裡更清楚知道要達到目標需要什麼樣的步驟，你不是在對自己說謊，而是用另一種方式整理出一個屬於自己的 SOP。而音樂可以幫助這個念力的過程，在想像你達成目標時，不斷地播放一首充滿正面訊息或者自己喜歡的歌，大腦會把聽到的音樂跟腦海中浮現的成功畫面「收錄」在同一個記憶的「抽屜」，這是因為聽音樂時會動用到負責學習與記憶的 hippocampus，所以之後當你聽到同樣一首歌，達成目標的畫面會自動浮出，英國的一項研究發現，用音樂搭配冥想比起單純的冥想更能提高達到目標的機會。而自從古希臘時代作家們就瞭解音樂讓人們對戲劇更有印象，近年來有研究顯示，聆聽每分鐘 60 拍速度的音樂能讓學習能力增強五倍，一位保加利亞心理學家還因此而研發出一套利用音樂來學習語言的速成課，在讀醫學院時，我與同學們也常常一邊讀書一邊聽音樂，考試時實在想不出答案時，在心裡哼哼歌曲的旋律，往往也會突然記起答案喔！

如果你在這個冥想過程當中卡住的時候，還有另一種聯想也是很棒的一個工具：brainstorming 腦力激盪。我一開始回來台灣時，實在不知道如何踏入流行音樂這個產業，但是好好坐

下來想一想，想的時候不要在意自己想的到底是不是正確的，到底成不成立，就單單純純地把自己的想法寫下，我把流行音樂分成幾塊：內容（詞曲的創作）、包裝（編曲、製作）、藝人（本身的條件才能）、演出（型態、氣氛、群眾）……等等，然後每一塊再分成更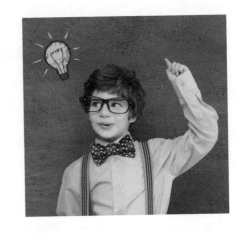小更細的區塊，一定要最後什麼都想不出來時才可以停止，最後我得到的是密密麻麻的一張紙，上面全部都是我認為跟流行音樂有關的工作或人，接下來我再來評估哪些是我可以發展的項目，哪些是我可以主動接洽的事情，哪些我現在已經準備好了，還是我需要再累積一些實力？這樣，一個有執行任務的初步計畫就產生了！音樂對於這樣的brainstorming也有幫助，進行brainstorming時有兩種使用音樂的方式，第一種是找一些自己非常熟悉的歌曲，聆聽自己很熟、能掌握方向的歌曲可以讓注意力專注在眼前的事情，我們的大腦在聽到熟悉音樂時會變得特別活躍，就算你根本不喜歡該音樂，我在讀書或工作時一定會聽音樂，我甚至有特別適合某些工作的「專屬音樂」，因為我已經很瞭解這種音樂會帶給我的情緒。另外的一個方式是播放許多自己完全沒聽過的歌曲，新的音樂會帶來全新的情感與思緒，聽到自己無法預測的音樂走向往往也會帶來新的觀點與啟發，而brainstorming時正好就需要這種全新的想法。

在製造機會的過程當中，我們其實還可以找出樂趣，拿節食運動來說好

了，幾乎每個人都覺得限制自己不吃平時喜歡的食物很痛苦，每天要運動可能很麻煩、很辛苦，所以雖然一開始非常地火熱，時間久了，慢慢就會失去動力，找出樂趣，等於替自己找回動力，也可以在自己軟弱的時候施予獎勵，有了甜頭之後，就可以繼續拼下去了，例如我知道我大約三週重複同樣的運動後，就開始懶散，這時候就要拿出「瘦下來」的樂趣來說服自己，我會允許自己買一件喜歡的衣服，重點是要比我平常穿的 size 小一號，然後穿去與朋友們聚會，享受變瘦的樂趣，當每個人都說「哇，妳變瘦了耶」，很有成就感不是嗎？明天又有動力繼續加油啦！

分享健康與快樂的機會

一個人在家裡獨自享受音樂或者製造音樂是非常快樂的一件事，跟和別人分享你喜歡的音樂、和別人一起體驗音樂（例如：去聽演唱會）和別人一起創作或演奏音樂又是完全不一樣的一種快樂。許多專家認為音樂原本就是語言演變的，目的是用來溝通，所以當人們擁有能夠溝通的對象時，音樂會更具有意義，為我們帶來更多的快樂與健康。一項調查發現在世界上最健康的國家之一芬蘭，人們自認生活中感到快樂與改善健康的因素是參與合唱。而美國舊金山的一項目前還在進行的研究專門探討「社會性的音樂活動」如何影響健康，該研究只接受六十歲以上的較年長實驗對象，四百多位未受過音樂訓練的對象們每星期一起進行一個半小時的合唱團練習，這樣一起分享音樂不僅能讓人們感到心情愉快，醫師們更期待看到實際的健康改善，例如增強的記憶力、平衡感。

分享音樂不僅為被分享者帶來快樂，分享者自己本身也感到快樂，甚至有成就感，這是因為音樂跟「愛」有所關聯，專家們發現，聆聽音樂時，大腦分泌許多造成快感的荷爾蒙，這些荷爾

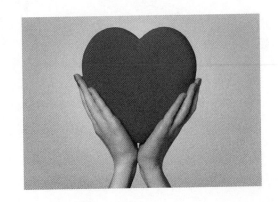

蒙令人感到溫暖、快樂、興奮，甚至「醉了」的感覺，這種現象類似我們吃到美食、參與性愛活動，或者服用可卡因類藥物後的反應，但是有一種荷爾蒙是特別跟音樂帶來的快感有關係，Oxytocin 催產素，這種被稱為「愛情素」荷爾蒙會令人感到放鬆、平穩情緒，並且較容易信任別人、親近別人——完全就像是墜入愛河的感覺，因此當我們在分享音樂時，其實就像是在分享一種「愛」的幸福，更不用說大多數的流行音樂的靈感來自於愛，歌詞也都離不開愛這個主題。

　　在你跟我說「可是我根本不懂音樂」、「我不會唱歌、不會樂器，更不會寫歌」、「我沒有什麼音樂可以分享呀」之前，請你跟我做一件事：大聲笑三下。會不會覺得自己有點蠢？會不會有點不好意思？但是你有沒有感到開心一點？你的笑聲也是聲音呀！雖然不見得是所謂的音樂，但是這個聲音

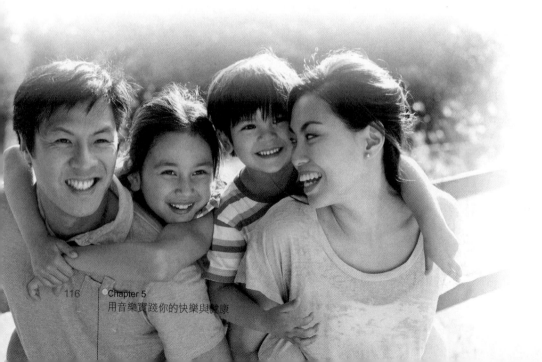

Chapter 5
用音樂實踐你的快樂與健康

所表達的快樂卻具有與
音樂相同的意義，當你
決定笑出聲音的時候，
其實不單單只有你會比
較快樂，你也會讓身邊
的人感受到你的快樂，
或許在都市裡，許多人
已經習慣面無表情、漠
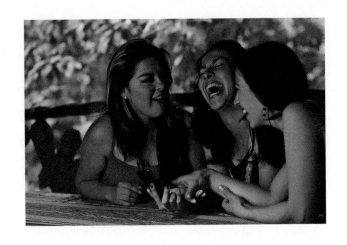

不關心，但是我相信也有很多人是在等待一個被激發、被感染的機會，你，
說不定就是那個機會喔！同樣的，除了分享你的笑聲，我們也可以學著多給
予身邊的人一些讚美，小小的一句鼓勵，可能會帶來意想不到的功效，除了
讓對方開心之外，你自己也會覺得很開心。當然除了分享笑聲以外，你可以
嘗試一些其他的分享方式：

　　約朋友們聽一場演唱會，事後一起討論這個經驗

　　找幾個親友一起學習一個新樂器

　　參加合唱團或音樂社團

　　約大家一起去 KTV 唱歌

　　若是有音樂背景的話，參與音樂性的演出

　　在社交媒體上分享歌曲的連結

　　把自己喜歡的音樂做成手機鈴聲或是來電答鈴，讓身邊的人或找你的人
　　都能聽到

　　其實方法真的很多，大家可以一起發揮想像力，一起分享！

我不知道大家有沒有看過金庸的武俠小說或者是日式少年動漫，裡面主角的出發點往往都不是「為自己成為世界第一」，而是「為了家人要成為第一」或是「要保護大家，只好成為第一」，其實道理很簡單，找到「自我」以外的理由，會讓我們比較有動力堅持，我們所做的事情也會更有價值，我認識一位阿姨就是如此，她對於自己的身體非常照顧，把自己保養得好好的，完全看不出年齡，為的是以後「不希望拖累家人」。科學家表示，快樂其實可以被分類為兩種：建立在比較表面的人事物上、自我滿足性的 hedonic wellbeing 享樂性快樂，以及建立在美德上、利他主義的 eudaimonic wellbeing 博愛性快樂，而專家發現博愛性快樂對人體的影響遠遠超出我們的想像，連 DNA 基因都會受到影響，加州大學的一項研究顯示，具有博愛性快樂的人體內除了有著較低的發炎指數以及較高的抵抗力以外，還有較低的 Conserved transcriptional response to adversity CTRA 因子，這種跟壓力、威脅，以及外傷有關的因子大幅地增加心血管疾病、退化性神經疾病、病毒病菌感染，而擁有高度享樂性快樂人們的血液中卻驗出大量地 CTRA 因子。如此看來，光是

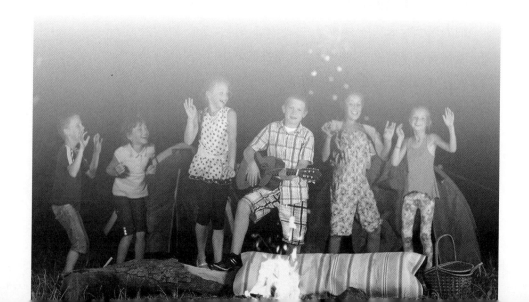

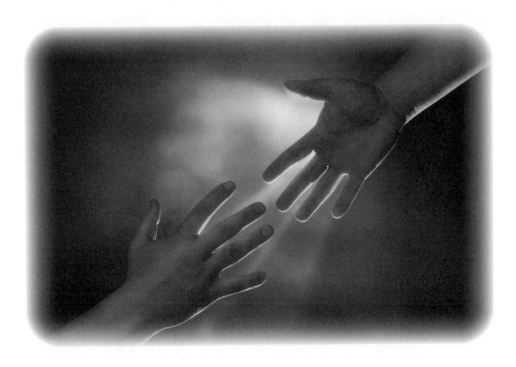

感到快樂是不夠的，我們需要將快樂用行動分享出去，這樣不僅能為自己的健康創造出意義，讓自己在得到健康的同時，也能為別人帶來健康的話，那也是很棒的一件事，目前台灣已經有許多路跑的活動，參加的人都非常多，若能參加慈善性的活動，自己開心，也算是回饋給社會需要的人，這樣的快樂與健康是更持久的！

利用音樂改變自己

「音樂怎麼可能那麼神，我就是我，音樂不可能改變我，也不可能改變世界。」很多人可能會這麼想，畢竟江山易改，本性難移，但是音樂確實可以一點一點改變我們，而當你的個性改變了，看事情的方式不一樣了，整個世界也自然不一樣了。

音樂治療的過程中，往往治療師會建議接受治療者學習一個新的樂器，這不是說要得到療癒的效果就一定要有音樂技巧，而是因為在學習樂器的過程中，我們其實是在學習新的性格特色以及美德，透過學習過程來磨鍊和改變自己。學習樂器絕對沒有一步登天的撇步，要得到新的技能需要透過時間慢慢累積，所以第一件會學到的事就是：耐心。除了要有耐心以外，樂器要

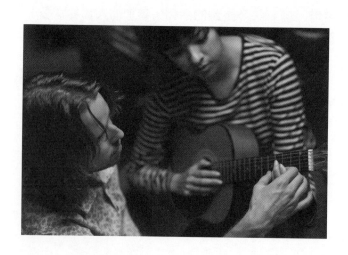

學得好，需要大量的練習，而且練習必須是持續每一天進行，而不是「今天我興致來了，一下子練十小時」，為了確保自己定期練習，我們必須學會自律，有多少樂

手可以分享小時候眼看著別人都在玩，自己卻要乖乖練習，但是事隔多年，大家其實都很慶幸自己花了這種時間。練習過程當中，也會一直彈 / 吹 / 打錯，手 / 嘴 / 觸感還沒有到達一定成熟度前，也幾乎不太會有「好聽」這種事，而且越大聲的樂器越明顯。我記得我的妹妹剛開始學小提琴時，每一天她練習時，家裡的每一個角落就會充滿「殺雞」般的琴聲，雖然很受不了，但是越不練習越不會跨越「難聽」到「好聽」。練習中不斷受到的挫折會讓我們學會自省，我們學會面對自己，誠實找出自己的錯誤以及缺點，這樣才有辦法進步。學習一種樂器，也能提供一種新的宣洩方式，更可以發揮自己的想像力與創新能力，對一些人來說，甚至是可以發展出業餘或者第二個事業。

　　不學習樂器的話，是否還可以用音樂來改變自己？當然可以囉，音樂與聲音可以成為我們改變舉動的工具，在我們的大腦裡，處理音樂的部位跟處理學習、情緒的部位非常相近，因此音樂常常被拿來輔助某些習慣的培養 。實際舉個例子：若我想要改變生活作息，早點上床睡覺，我會在新就寢時間前的一個小時開始播放一些令我放鬆、安心，甚至有一
點無聊的聲音或音樂，我常

常聽著有聲
書裡配音員
沉穩的讀書
聲 進 入 夢
鄉，每天如
此「練習」

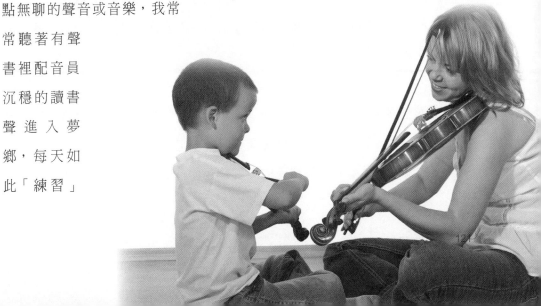

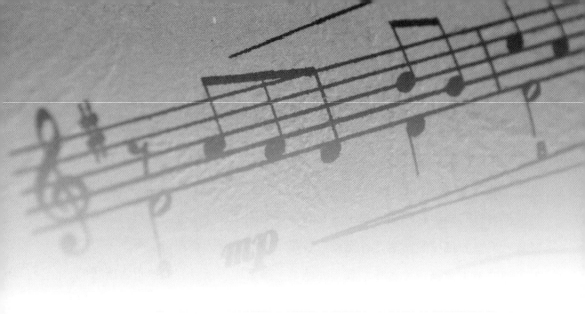

下來，以後一旦時間到了，我就會自動開始覺得睏了，不需要音樂的幫助。

　　演奏或者聆聽音樂可以加強我們整理、處理資訊的能力，這是因為音樂本身有組織性，就算我們並沒有意識性的去將音樂分段、分析每一個關於旋律或節奏的小細節，但不管是純聆聽還是演奏音樂，我們潛意識裡都在接收、感受、並且回應音樂中所帶來的訊息以及情緒。若能坐下來好好分析這些音樂帶來的效應，我們可以學習更深入地察覺自己的情感，這是非常重要的功課，因為就像我之前提到過的，改變的第一個步驟必須是瞭解自己，看到自己的問題，才會想要有所改變，這樣才可能會有真正的決心、動力、毅力來完成改變過程。

　　不僅是察覺自己的感覺，分享音樂的過程也能讓我們學會對他人的感覺更加敏感，尤其是與他人一起演奏音樂時，一定專心聆聽團隊裡面每一個人所發出的聲音，這種聲音與自己的聲音是否和諧？整個團隊的聲音是否都和

諧？當發現有不和諧情況發生時，怎麼去溝通改善？在獨立音樂圈裡，有多少樂團聚聚又散散，其實很多人都是優秀的音樂人，但不是每一個人都能跟別人一起做音樂，有時音樂對，但人不對的話，這個團體終究會分散，我自己也不例外，而就算樂團不散，團員也不見得都是一樣共進退。人，是複雜的動物，而在音樂的練習當中，很多時候我們練的不只是樂團，我們也是練習如何過團體生活，基本上我們就是練習做人。察覺他人的感覺也不是光只是針對團員，站在舞台上的音樂人必須對觀眾的感受、需求，以及反應敏銳，同樣的，單純的音樂分享（例如一起聽一場表演、一起聆聽廣播節目，甚至是在不同時間點閱同一個音樂連結）也會因為音樂而產生交流，我們要學習應對彼此、包容各種不同於自己觀點的意見，好的意見或建議欣然接受，不好的也要仔細分析自我檢討，才知道到底是否是自己的問題，而最終我們學到的是建立自我形象、自我信心，唯有這樣的過程才能令我們邁向快樂與健康。

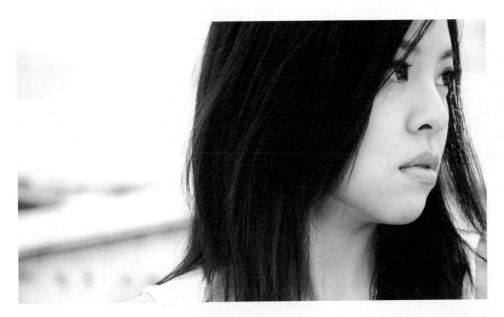

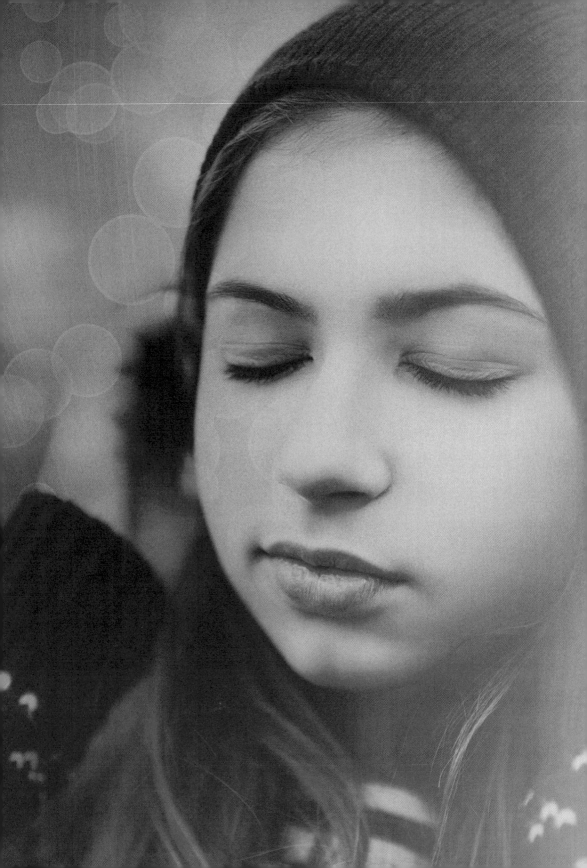

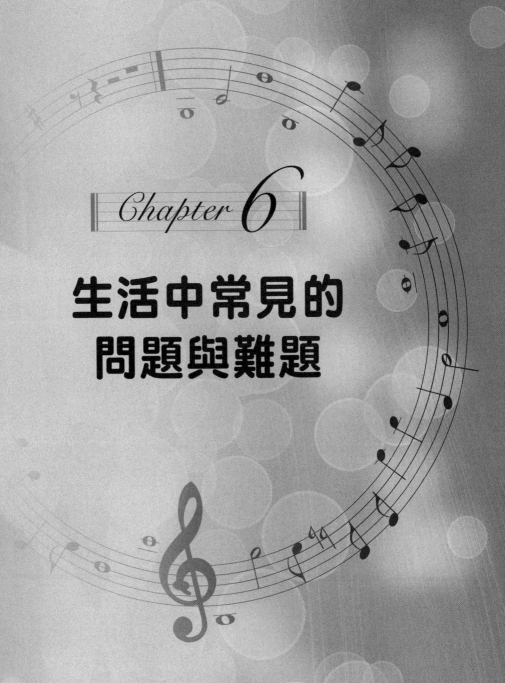

Chapter 6

生活中常見的
問題與難題

當我們決定實踐自己的健康，對於身體以及作息自然會產生一些問題，而在執行健康作息時也一定會碰到一些難題，所以在接下來的這段章節裡，我把這些常見的問題以及難題分類，用問與答的方式來替大家解說。

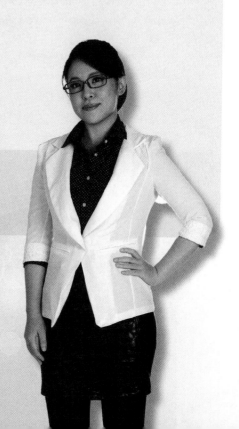

Chapter 6
生活中常見的問題與難題

難題一：吃

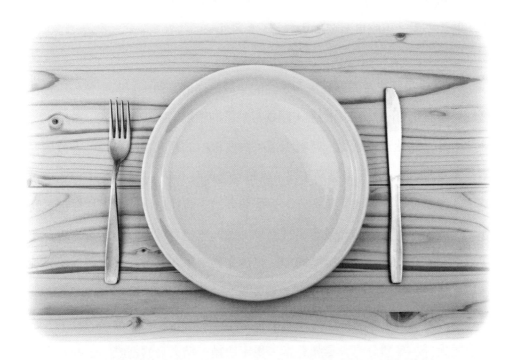

Q. 我越晚肚子越餓,晚餐吃完後就想吃宵夜,怎麼辦呢?

感覺肚子餓的時候,就是身體告訴你「是時候補充能力啦」,所以時間越久當然就越餓囉!目前有很多飲食計畫提倡「晚餐要早吃」、「晚餐吃越少越好」,甚至「不要吃晚餐」,我覺得這些都是錯的,不但執行時非常痛苦,成功率低,不能持久,雖然一開始因為吃少了而瘦了一些,但是一旦身體習

慣後就不會再瘦了，而且停止後會馬上復胖回來！不吃晚餐，是古代人才做得到的事情，因為他們沒有電燈電視電腦等設備，天黑後就只有早早去睡覺，想想我們現代人的作息，有誰可以早上四、五點起來工作，晚上七、八點睡覺呢？可能七、八點才下班吧！若是凌晨一、兩點才睡的話，有辦法在這七個小時內不餓，不吃東西嗎？基本上不太可能。

所以要在什麼時間點吃東西才對呢？聆聽你的身體，它其實會告訴你什麼時候應該吃東西，只要你感到「開始有些餓的感覺」時，就是吃東西的時機，切記，是「開始有點感覺」時喔！這時候血液中的糖分漸漸下降，身體的荷爾蒙正要開始為了調節血糖而改變，這時候吃東西不容易「不小心」吃過多，吃下去後身體也能照著正常運作，分泌胰島素，將血糖回歸相對比較低的狀態，這樣反而會讓脂肪比較容易被燃燒，做為維持身體運作的能量，千萬不可以等到真正肚子餓得咕嚕咕嚕叫，那就太晚了！那時候你的身體會以為你在經歷饑荒，分泌很多的飢餓素（胃肌素）告訴自己「多吃多吃，多吸收一點，存起來，這個人可能要等很久才有下一餐」，這時候不但容易吃過量，大吃後血糖大升，身體分泌大量胰島素來穩定血糖，結果身體把吃下去的熱量都變成脂肪囤積起來，導致自己餓了肚子還胖了，多划不來。

我的做法是，起床後喝杯溫開水，不會直接吃早餐，反而是來準備我的早餐，開始覺得有餓的感覺時，剛剛好就可以吃了，之後大約三、四小時後才會開始有些餓的感覺，剛剛好吃午餐，喝個咖啡，之後大約四、五個小時後，在開始感到餓之前吃晚餐，通常我在正餐之間不太會感到餓，所以不太吃零

食，但偶爾有點餓時我會吃點心，太陽掛在天上時允許自己吃一點比較有罪惡感的食物（如炸食！奶製品！甜食！），晚上會選擇五穀雜糧或蘇打餅乾，重點是控制自己的食量，不讓自己感到「餓」的話，自然就不會那麼想吃，更不容易過量。請注意，我絕對不會按照「時間」進食，「喔，現在十二點了，就算不餓，我也一定要吃中餐」，不餓是因為身體還沒需要再進食，吃了反而造成大量胰島素分泌，讓熱量儲存起來，而且因為每個人的作息都不一樣，算時間根本不準，所以還是聆聽自己身體的吩咐最好。

音樂對於規律作息飲食其實很有幫助，像早上心不甘情不願地起床，實在沒有幹勁面對一整天的工作，這時候我都喜歡播放一些輕快、節奏感強的音樂（最好是有正面的歌詞），這一類型的音樂可以讓心跳加快，血壓升高，讓人振奮，工作時或運動時聽都很不錯，但是絕對不要在吃東西的時候聽！會讓人不小心就吃太多、消化不良。睡覺前可以用相反的音樂來幫助自己放鬆，緩慢、配樂簡單的音樂適合睡前聽，避免不必要的刺激，才能平靜安穩地睡個好覺。雖然我認為音樂是最好的輔助，其實有聲書、廣播節目，甚至是電視節目都能被拿來幫助我們調節生活作息。

Q. 什麼是低 GI 食物？吃了有什麼好處？

先來解釋一下，吃飯後，食物在腸胃道裡被消化吸收，這時血糖會升高，我們的身體就會分泌胰島素告訴身體細胞「嘿，有養分來囉，快來接受吧」，

細胞們把糖分收進後，血糖就變回原本比較低的狀況。想想看，若是有很多的胰島素分泌，是不是促進身體的「儲存」功能？一直存，就會變胖，所以我們希望的狀況是避免血糖大起大落，也因此避免荷爾蒙的大起大落。

「GI」是指一種食物，在同等量（50g 的醣含量）、同狀況下（15 分鐘內），吃下肚後對於血糖指數衝擊的程度，一種食物的 GI 指數越高表示越容易影響血糖，指數較低對血糖的衝擊較小，照這樣看，好像只要吃低 GI 指數的食物就可以避免身體分泌大量胰島素，因此避免變胖，不是嗎？但是要小心，不是每一樣低 GI 的食物都是低熱量喔！很多高熱量的食物因為高油脂，反而讓葡萄糖吸收變慢，看似低 GI，吃下去卻絲毫都不會瘦喔！低熱量、低GI 的食物才能給予飽足感又讓血糖維持較穩定的起伏喔！

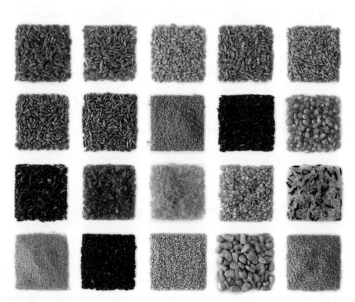

此圖來自衛生署 2010

食物種類	食物 GI 指數（以白麵包 GI = 100 做為 GI 食物對照之參考指標）
五穀根莖類	全麥早餐穀類 GI=43±3
	皇帝豆 GI=46±13
	山藥 GI=53±11
	粉絲 GI=56±13
	義大利麵 GI=60±4
	米粉 GI=61±6
	速食麵 GI=67±2
	通心粉 GI=67±3
	豌豆（仁）GI=68±7
	綠豆 GI=76±11
	甜玉米 GI=78±6
	芋頭 GI=79±2
	烏龍麵 GI=79±10
	燕麥片粥 GI=83±5
	烤馬鈴薯 GI=85±4
	番薯 GI=87±10
	玉米脆片 GI=90±15
	白米飯 GI=91±9
	即食麥片粥 GI=94±1
	白麵包 GI=100
	貝果 GI=103±5
	薯條 GI=107±6
	糯米飯 GI=132±9

蔬菜類	菜豆 GI=39±6
	扁豆 GI=41±1
	大豌豆（夾）GI=56±12
	胡蘿蔔 GI=68±23
豆類	黃豆 GI=25±4
水果類	櫻桃 GI=32
	葡萄柚 GI=36
	梨子 GI=47
	蘋果 GI=52±3
	無糖番茄汁 GI=54
	李子 GI=55±21
	草莓 GI=57
	蘋果汁 GI=57±1
	柳橙 GI=60±5
	桃子 GI=60±20
	無糖鳳梨汁 GI=66±3
	葡萄 GI=66±4
	萄柚汁 GI=69±5
	柳橙汁 GI=71±5
	芒果 GI=73±8
	草莓果醬 GI=73±14
	香蕉 GI=74±5
	奇異果 GI=75±8
	小紅莓汁 GI=80
	杏 GI=82±3
	木瓜 GI=84±2
	鳳梨 GI=84±11
	西瓜 GI=103

乳製品類	全脂牛奶 GI=38±6
	優格 GI=51
	布丁 GI=62±5
	豆奶 GI=63
	冰淇淋 GI=87±10
烘培食品類	蛋糕（蛋糕粉）GI=60
	海棉蛋糕 GI=66
	鬆餅 GI=78±6
	天使蛋糕 GI=95±7
	糖霜雞蛋糕 GI=104
	甜甜圈 GI=108±10
零食點心類	腰果 GI=31
	巧克力 GI=61±4
	洋芋片 GI=77±4
	爆米花 GI=103±24
碳酸飲料類	可口可樂 GI=83±7
	芬達汽水 GI=97
糖類	木糖醇 GI=11±1
	果糖 GI=27±4
	乳糖 GI=66±3
	蜂蜜 GI=78±7
	蔗糖 GI=97±7
	葡萄糖 GI=141±4

　　碳水化合物基本上就是醣類，由碳、氫，以及氧所形成，是自然界幾乎無所不在的一種成分，大部分的植物及動物都會利用醣類來儲存能量、建立外骨骼或細胞壁，或製造遺傳物質，同時也是免疫系統、血液凝固、成長過程當中很重要的一個角色。當我們談論醣類食物時，通常指的是有甜味的糖類（例如砂糖），以及沒有甜味的澱粉類（麵包、米飯、麵條、馬鈴薯、地瓜等等）。

　　很多人提倡少吃澱粉，或者晚上不吃澱粉，甚至完全不吃澱粉，一開始也真的可以瘦下來，但是之後就像碰到瓶頸一樣，不但很難再瘦下去，有時

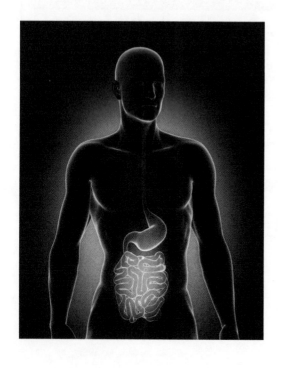

還開始復胖，這是因為我們的身體本來就是靠著碳水化合物來供應大部分身體所需要的能量，想想看我們的祖先，他們以前可能一年才會吃到一次肉，但是似乎很少有現在人肥胖、「三高」、心肌梗塞的問題（當然他們有別的健康問題啦），澱粉類是適合人體攝取的多醣，不僅供應能量給細胞，也並不會造成血糖大幅升降而間接造成荷爾蒙失調，所以其實三餐最好都要吃到碳水化

合物！沒吃到碳水化合物，最需要醣類的腦細胞會認為身體在經歷饑荒，開始分解體內的肌肉和蛋白質來補充能量，同時還儲存更多的「戰備油」以防萬一，所以長期不吃碳水化合物真的會傷身體，還更容易胖！

Q. 油就是越少攝取越好，不是嗎？

大家往往覺得，肥胖、「三高」、心臟疾病都是因為吃太多「油」而造成的，其實「油」與脂肪是人體非常需要的一種成分，它不僅是 CP 值很高一種能量來源，也能幫助吸收脂溶性維他命 A、D、E 和 K，油脂能幫助穩定細胞膜、神經系統傳達、維持皮膚健康，以及各種荷爾蒙的分泌。有些油類，

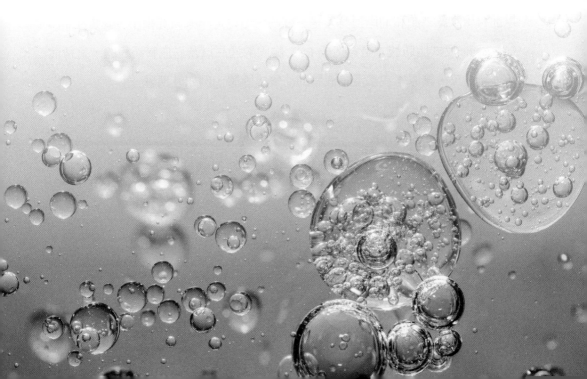

像 Omega-3 以及 Omega-6，能保護視力、免疫系統，這些必需脂肪酸是身體無法自己形成的，需要從食物中攝取，而 Omega-3 更能幫助降低血脂、減輕發炎症狀，以及降低心臟病的風險。

怎麼攝取才健康呢？美國 USDA 建議男生每天攝取七到八小匙，女生每天五到六小匙的油類，要注意其實我們平時吃的肉類、蔬菜、穀類、豆類裡面都已經含有油與脂肪，所以要補充的實在不多，至於必須要脂肪酸類，除了市面上的魚油保健品以外，Omega-3 可以從亞麻籽、胡桃、深海魚類中攝取，Omega-6 可以從穀類、沙拉醬、 美奶滋攝取。

什麼樣的油類不能吃呢？油類可以分幾種：Polyunsaturated 多不飽和（如玉米油、葵花油）、Monounsaturated 單一不飽和（如橄欖油）、Saturated 飽和（如牛油、豬油）。前兩者在常溫下多半是液體，最後者在常溫下是固體，以前科學家認為飽和油脂對身體是不好的，但是近年來研究指出，其實 Transfatty acids 反式脂肪酸才是會造成 LDL 膽固醇過高以及心血管疾病的，這種油類經過加工，讓原本在常溫是液體的油變成固體，例如乳瑪琳。

Q. 我的工作需要應酬，應酬時就無法吃得健康吧？

不同應酬場合會有不同的菜色，不同餐廳也使用不同的油以及調味料來

烹煮，所以常常應酬或外食的人，比一般人更需要注意自己的飲食還有維持運動的習慣。應酬時會碰到的通常是「吃太好」與「吃太多」兩個問題，「吃太好」難以避免，因為誰會帶客戶、好友去吃不好吃的東西呢？但是若能多點蔬菜類、清湯類，至少不會為身體造成太大的負擔。點菜時也可以考慮烹調方式，盡量避免油炸類、糖醋類、勾芡類、焗烤類等，可以選擇涼拌、清蒸、燉燒等方式，能吃飯就盡量吃飯，不要吃麵或米粉之類的，因為麵食類都是有加工過的。「吃太多」比較容易控制，我建議改變吃東西的順序，還沒上菜前，先喝一兩杯熱茶，若是能先喝湯更好，這樣可以先將肚子填飽一半，就沒有那麼多空位吃太多別的，上菜後，先吃青菜豆腐類，再吃海鮮類，最後再吃肉類與飯，這樣你會發現其實你能吃飽卻沒有想像中吃得多。不論如何，盡量避免甜食以及甜的飲料，真的需要就吃點水果好了，但請記得：就算是天然的水果也是有糖分、有熱量的。

若是可以選擇應酬用餐餐廳的話，盡量避開「大聲播放舞曲」的地方，節奏快又強的音樂，雖然好聽但不適合吃飯時聽，因為太快的歌容易讓人不自覺的跟著節奏，越吃越快，不小心就吃過量了，而通常激烈的音樂也容易牽引比較激烈的情緒，簡單來說就是令人變「嗨」，這時人體裡的 sympathetic autonomic system 交感自主神經系統開啟，血液全部跑到大腦、心臟，以及主要的大血管，反而應該要好好運作的腸胃消化系統的流量因此變少了。

Q. 有什麼可以幫助減少應酬造成的傷害？

應酬時，除了選擇比較健康的料理方式以及改變吃飯的順序之外，盡量先填飽肚子後再開始喝酒精類飲料，並遵守「一杯酒，一杯水」的規則，每喝一杯酒或含糖飲料，就喝一杯白開水，這樣不僅可以控制自己的酒精攝取量，也可以避免食慾大開而亂吃大吃，更能防止酒精利尿而產生的脫水，但請注意，一定要是白開水，若用茶或咖啡代替反而更加強利尿效果喔！最最重要的是，要注意自身安全，喝了一點酒後變得較豪放勇敢，什麼都敢嘗試，也覺得自己一點都沒受酒精影響，這時若身邊有沒喝酒的朋友照顧最好，可以阻止你做出傻事，真的沒有的話，也千萬記得酒後不開車喔！

Q. 喝酒會影響健康嗎？怎麼喝才健康呢？

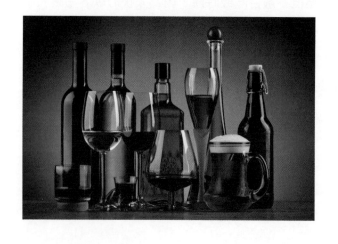

喝酒當然會影響健康囉！至於是什麼樣的影響，就看你一天到底喝多少的酒，少量喝能對心血管產生保護作用，過量飲用對肝、腸胃、精神都會造成傷害，喝酒過程中也很容易不小

心吃進太多的配酒菜以及零食而變胖。目前澳洲醫學協會認同的飲酒量是以標準單位來計算，標準單位是以酒的酒精濃度決定的，簡單來說就是酒精濃度較低的飲料可以喝多一些，例如 3.5% 酒精濃度的啤酒是 375ml 為一個標準單位，酒精濃度比較高的飲料喝少一點，紅、白酒大約 10~15% 的酒精濃度，一個標準單位是 100ml，大約是一酒杯的量，40% 的烈酒類的標準單位只有 30ml，大約是威士忌杯裡淺淺的量，每天飲酒不超過兩個標準單位，可以降低一生中因酒精造成疾病傷害的風險（例如脂肪肝、肝硬化、癌症），每一次不超過四個標準單位能降低當下因酒精造成的傷害（例如酒精中毒、酒醉肇事）。

難題二：減肥

　　這一個難題對我來說具有我個人的意見與挫折，因為我常常被批評「不夠瘦」，曾經有經紀公司告訴我：以我的身高 154cm 我的理想體重應該是 39kg，我曾經追求過也很接近這個數字，但是我發現以正常、健康的生活方式實在很難維持這樣的體重。體重，似乎是噩夢的同義詞，而減肥似乎是永無止盡的生存之道，這是一個台灣專有的特殊現象：大家都說自己需要減肥，女生減，男生也減，胖子減，瘦子更減，包括我自己在內，我們好像永遠都不夠瘦？我住在澳洲的時候，其實在街上會看到的「胖子」遠遠比在台灣多

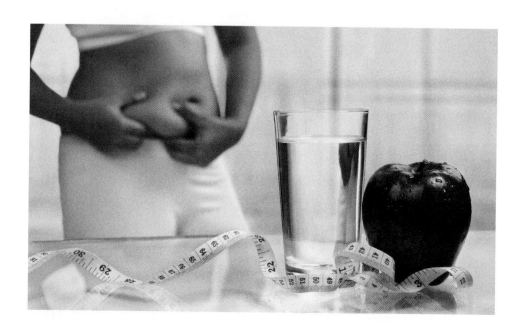

得多，但是澳洲人鮮少把「減肥」兩字掛在嘴上，也很少有人覺得自己需要減肥，甚至很多人覺得「根本就是別人太瘦，我這才是真實現代人的身材！」而真正想減肥的人大不了就是少吃速食、去健身房多踩踩跑步機，很少像台灣人一樣積極地嘗試千

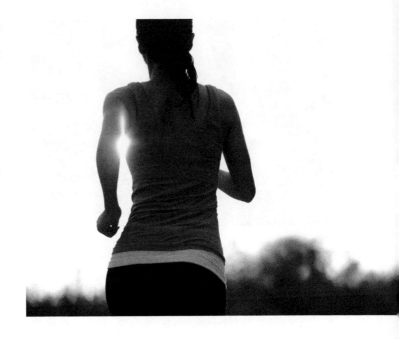

萬種不同的減肥食譜，我不是說澳洲人就一定是對的（很多人其實應該需要減肥），但是我深深懷疑台灣真的有那麼多人需要減肥嗎？這跟我們的審美觀念以及媒體宣傳是非常有關係的，當我們不斷看到其實很瘦的人（藝人、名人）被說成是胖子時，我們被灌輸一個概念：我們是肥胖的，需要減肥，我曾經在上通告節目播出後立馬接到粉絲的反應「喔！妳看起來好像胖了」當我們時時刻刻關注身材、體重，這會讓我們對於食物產生不健康的心態，會讓扭曲我們對自己的身體形象，當運動相關的報導或廣告所找的麻豆看起來像是她這輩子根本就沒運動過，我們其實被洗腦：喔！健康就是很瘦，但事實上這種「瘦」根本不瘦，只是沒有肌肉。我在澳洲時曾經是某女性雜誌的忠實讀者，每個月都會訂購，因為該雜誌不僅有最新的時尚資訊，每一集

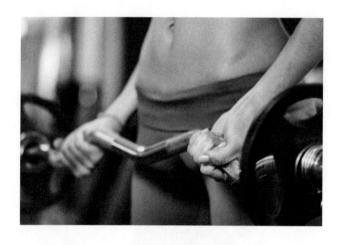

都有厚厚的時事專題報導、文人生平故事、藝術介紹、適合當季食材的食譜，以及女性健康健身資訊，回到台灣後我買了該雜誌的台灣版，裡面的內容卻都是與美容時尚相關，完全沒有時事專題報導，極少的文藝介紹，還有大量的廣告，令人非常失望，我想，為什麼同一品牌的雜誌，不同版本會有如此大的差別？是否因為讀者喜好全然不同？那這樣看來，是否第一個需要改變的是我們自己呢？

每個人都需要減肥嗎？如何判斷是否需要減肥？怎麼樣才是健康又有效的減肥方法？接下來的 Q and A 會讓我們更加瞭解：

Q. 什麼是 BMI? 我應該多重視 BMI 指數？

The Body Mass Index BMI 是一種計算身高體重比例的衡量公式：

$$BMI = \frac{mass(kg)}{(height(m))^2}$$

BMI 自從 1830~1850 被比利時數學家兼科學家 Adolph Quetelet 研發後，至今已經成為大部分診所醫院評估「胖瘦」的工具，這種衡量方式的好處很多：計算簡單、統一單位（每個人都只有一個數字），而最大的優點就是不再光看一個人的體重，而把其身高也列入考量，BMI 分數的意義如下：

分類	BMI 分數
非常嚴重過輕	< 15
嚴重過輕	15.0 ~ 16.0
過輕	16.0 ~ 18.5
正常 健康體重	18.5 ~ 25
過重	25 ~ 30
略微肥胖	30 ~ 35
嚴重肥胖	35 ~ 40
非常嚴重肥胖	> 40

世界衛生組織視低於 18.5 的 BMI 為不健康的過輕，營養不良、長期的疾病、厭食症……等等都有可能引起這樣的分數，而大於 30 的分數則被視為不健康的過重。

讀到這裡，相信已經有許多人開始緊張：「天哪，我竟然過重 / 肥胖！該如何是好 ?!」請大家先不要急、不要慌，我們必須記得：這只是一個參考的指數！BMI 被設計為一個便利的計算工具，但是它最終只是一個參考的方式，況且它並不是完美的，BMI 一開始是專門用來評估久坐、生活方式不活躍的

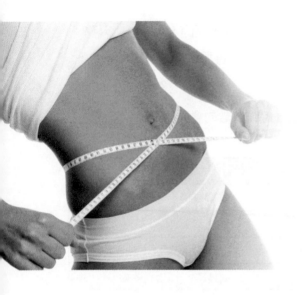

族群，因此除非我們每個人都屬於這種族群，光是看 BMI 並不能做出正確的判斷，因為「體重」其實是由「脂肪」、「肌肉」、「水分」全部加起來的一個總數，單單看數字根本無法知道分配比例，舉例來說，A、B、C 三人各有 BMI 20、25、31，從字面上來看，A 很瘦，B 過重需要減肥，C 可能胖到快生病了，但事實上 C 可能是專業運動員，發達的肌肉比脂肪重許多，所以雖然 C 實際上身材苗條，BMI 分數還是很高。在 BMI 公式裡面，因為分母是身高的平方，所以若體積維持不變，身高越高的人勢必 BMI 就越高，這也是 BMI 系統不完美的一點，再者，BMI 公式並沒有年齡的考量，所以對特別年幼或年長的族群來說不見得就一定合適。

BMI 公式、皮下脂肪尺、電子磅秤的體脂肪指數都是利用數學及統計推算出來的，也都是好的參考值，但是這些參考值絕對無法取代在醫院裡面真正明確的測量設施以及診斷。

Q. 為什麼我都有做運動，但都不會瘦？

這是一個好問題，也有幾個可能性的回答，關鍵在於你做的是什麼樣的運動？做多久的運動？一個星期有幾次？

運動分兩種，Aerobic exercises 有氧運動利用呼吸進的氧氣來產生能量、水，以及二氧化碳，這類型的運動能增加脂肪的新陳代謝，因此過一段時間能讓人變瘦，重點是運動時間要夠久，進行運動時前十五分鐘大部分都只是暖身，讓身體進入有氧代謝狀況，而真正的「燃燒」通常都會在運動的二十分鐘才會開始，所以想要瘦身，運動的時間一定要足夠，我個人認為最好是抓 45 分鐘（冬天身體熱得慢時加長為 60min），時間太短的話，好不容易達到燃燒時段就結束了，時間太長，容易令人疲倦厭煩。

另外一種運動是 Weight training 重量訓練，這種運動能讓肌肉變大，讓肌肉幫忙消耗脂肪，但是肌肉比脂肪重，所以若是做重量訓練的話，一開始不會變輕反而變更重，但是身材會變得比較有線條。這時候可以提醒自己：我是要線條變好，數字只是個參考！

關於運動次數，理想中一星期內應該有兩三次的有氧運動，至少一兩次的重量訓練，重量訓練最好隔個一兩天進行，這樣肌肉才有時間休息與成長。若是單單利用運動方式減肥的話，效果可能不會那麼快呈現，因為我們身體需要時間好好適應之後才能產生反應，所以奉勸大家千萬不可心急，持續下

去才是王道喔！

Q. 運動後會不會讓我變很壯呀？

不論任何形式的運動都多多少少會鍛鍊肌肉，使得肌肉變得比較發達，但並不是每一種運動都會讓肌肉大到看起來「壯」，有氧性運動以及低阻力重量訓練（重量輕，多次重複動作）讓肌肉更有線條，高阻力重量訓練（重量重，少次重複動作）才會讓肌肉明顯變大，話這麼說，肌肉變大後所需要的養分也會比較多，因此可以幫助我們在休息時候都不斷燃燒熱量，減少脂肪堆積，所以到最後的體型可能比運動前更苗條呢！再者，亞洲人大多屬於不易長肌肉的體型，想要變成「筋肉人」需要非常非常多的訓練以及蛋白質補給，沒有那麼簡單的！

Q. 肌肉會變成肥肉嗎？

很多人不運動，因為怕「不運動後肌肉會變成肥肉」，其實這是錯誤的觀念，肌肉就是肌肉，它會因為運動量變小或變大，但是無論如何都不會變成肥肉，因為基本上它們根本就是不同的細胞組織喔！通常停止運動一陣子後，肌肉慢慢開始萎縮，回到運動之前的大小，這時候原本就一直存在的脂肪就會比較明顯，但是那絕對不是肌肉轉換成肥肉，相同的道理，肥肉也絕對不可能被轉換成肌肉喔！

Q. 運動時心跳越快越好，有流汗才有用，是這樣嗎？

運動不見得就是越激烈越好，其實有效的有氧運動的心跳大約是最高心率（208 – [年齡 x 0.7]) 的 60~80%，燃燒脂肪最有效的心跳率是最高心率的 60~75%，因為一般人可以維持這樣的激烈程度，鍛鍊心肺功能最有效的心跳率是最高心率的 75~85%，雖然也能消耗許多熱量，但是這麼激烈的運動比較不容易持久，而不論是最有效的有氧運動也好，最有效的燃燒脂肪也好，通常都會令人流汗的。

我們在之後的章節也會更詳細地解釋更多的運動資訊。

Q. 節食到底有沒有用？

節食當然有用，利用健康的飲食來配合運動是最快見效的瘦身方法，單單靠控制飲食也絕對可以達到減肥效果，但前提是：要健康！不僅僅是蔬菜、水果，肉類、澱粉、脂肪全部都要吃到，不能讓自己餓肚子，有很多人認為「最多的運動＋最少的食物＝理應是最快的減肥方法」，但是其實這個觀念是有缺陷的，起初也許有點用，但很快的身體就會抗議這種虐待，反而會造成新陳代謝變慢，而通常人們也無法長期維持這種節食方式，放棄後以彌補的心態更容易吃進過多的食物。最適合節食的食量，其實是讓身體吃進比自己基本新陳代謝稍高一點的熱量，滿足了身體的新陳代謝才會促使身體「啟動」

燃燒，不然一直認為自己會餓肚子的身體一心只想要「囤積」，新陳代謝的計算程式如下：

男人
$$P = \left(\frac{13.397m}{1\ kg} + \frac{4.799h}{1\ cm} - \frac{5.677a}{1\ yea} + 88.362 \right) \frac{kcal}{day}$$

女人
$$P = \left(\frac{9.247m}{1\ kg} + \frac{3.098h}{1\ cm} - \frac{4.330a}{1\ yea} + 447.593 \right) \frac{kcal}{day}$$

m 體重公斤

h 身高公分

a 年齡歲數

　　吃進的熱量要比新陳代謝高，也不是讓人盡情吃到撐的意思，通常可以用七分飽為基準，這時其實你的胃已經滿足了，只是訊息還沒傳達到大腦，喝點熱茶休息一下，你會發現自己已經飽了，不再想吃東西了。值得一提的是，任何方式的節食雖然一開始會讓體重下降，但是身體是聰明的，不會讓自己餓死，身體會調節新陳代謝來附和熱量的攝取，所以多數的節食到後來都不會讓體重再下降，成為一種「平原」現象，這個時候需要的是運動性的輔助，千萬不能因為失去鬥志而停止節食，因為此時停止了就很容易復胖。

Q. 怎麼樣讓新陳代謝變快呢？

隨著年齡增長，新陳代謝漸漸變慢是無法避免的，不僅容易堆積脂肪，皮膚的光澤彈性、身體的修復能力也都不如前，如何讓自己的新陳代謝變快呢？新陳代謝基本上是身體消耗熱量的速度，會影響新陳代謝的因子除了年齡以外，還有性別（男生比女生快些）、遺傳（有些家族性疾病會影響新陳代謝）、甲狀腺分泌（過多會令新陳代謝變快，過少會變慢），以及 Body mass 身體質量（肌肉消耗的熱量比其他種類的細胞多）。

要避免新陳代謝變慢，首先要避免飢餓感！為了瘦身而不吃東西，身體會認為自己要餓死了，反而會「節能省電」讓新陳代謝慢下來，所以長期這樣絕對是瘦不下來的，還賠上了健康，多划不來。以少吃多餐的方式，避免讓自己感到飢餓，才能讓新陳代謝變快。

再來是要睡得飽、睡得好！睡眠不足，身體比較疲憊時，新陳代謝會變慢，血糖會自動變得比較高，胰島素也會分泌得比較多，導致脂肪的囤積，雖然每個人的睡眠習慣不同，但是每天至少睡個六小時，睡前避免刺激性的飲食或活動，建議入睡前可以聽一些輕鬆的音樂，最好是純音樂（因為人聲與歌詞會令人專注而無法達到放鬆的狀態），盡量提升睡眠品質。

運動也很重要！有氧性運動（如跑步、游泳）不但可以燃燒熱量，也可以短時間內讓新陳代謝暫時提升，Interval training 間歇性訓練將不同激烈程度

的有氧運動交錯在一起，例如：慢跑五分鐘後，快跑一分鐘，之後再慢跑兩分鐘，這種訓練方式能讓身體產生 after burn effect，運動後身體還是不斷燃燒熱量，而這種現象可以維持長達 24 小時。重量性訓練（如舉重）是真的可以長時間性提升新陳代謝的運動，藉由重量訓練，肌肉變大，需要的養分變多，身體消耗的熱量也就越多，肌肉燃燒熱量的功能比脂肪強太多了，一公斤的肌肉可以比一公斤的脂肪一天多燃燒 73 卡，所以肌肉越大，新陳代謝越快。

近期一些研究顯示，多攝取 Omega-3 有可能影響荷爾蒙 Leptin 瘦體素的分泌，瘦體素負責控制食慾以及促進熱量消耗，因此提升新陳代謝。適量的喝茶與咖啡也可以幫助提升新陳代謝，茶（特別是綠茶）中的兒茶素以及咖啡中的咖啡因能促進熱量燃燒。

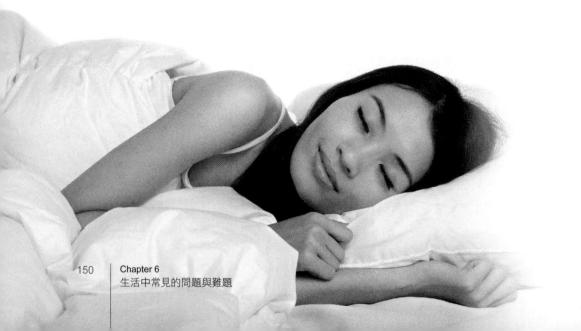

可以！音樂的節奏與速度能夠影響人們吃東西的速度，歌曲的速度越快，我們吃東西的速度也跟著加快，吃得越快越沒有時間好好咀嚼，容易造成消化不良，吃

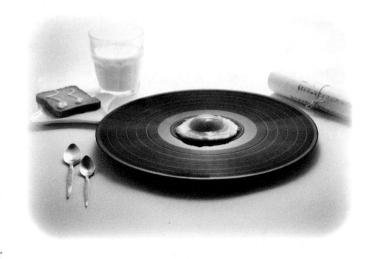

得太快的話，腸胃傳達至大腦「我飽啦」的訊息還沒有被讀取時，我們就已經吃過量的食物，因此通常建議吃飯時不要聽太快的音樂，最好也避免激昂的音樂，通常激昂的音樂也容易開啟交感自主神經系統，血液全部跑到大腦、心臟，以及主要的大血管，應該要好好運作的腸胃消化系統的流量卻因此變少了。一項 John Hopkins 的實驗顯示，聽慢一點的音樂就會讓人們吃得慢一點，慢慢吃，不但讓身體好好消化食物，更讓味覺細細品嚐食物的美味，也比較不容易吃過量。

除了影響吃東西的速度，音樂也可以影響我們對購買食物的消費習慣，最近一個英國的研究發現古典樂會讓人們願意花多一點的錢買食物，同時也能使人們購買比較多的食物。（難怪高級餐廳都喜歡播放優雅的古典樂 ?!）

音樂不僅可以被用來控制飲食習慣，也可以在其他方面幫助我們達到減肥的效果。雖然速度快、節奏較激昂的音樂不適合吃飯時聽，但是運動時聽卻可以激勵人心、轉移我們的注意力，幫助我們運動更長的時間，音樂也可以提升心跳及血壓，讓身體消耗多一點熱量。聽音樂時大腦可以放鬆，壓力得到釋放的話，比較不容易以吃的方式發洩，音樂也能幫助睡眠，睡得好，交感神經得到休息，內分泌比較不容易失調，這樣比較不容易過量飲食，食物的吸收與脂肪的新陳代謝也能夠正常運作，不僅比較快達到瘦身效果，之後也比較不容易復胖。

Q. 哪些減肥方法一定沒有用？

　　我記得高中時學校教練在幫我們上健康運動教育說過一句很有智慧，令人一輩子受用的話：If it sounds too good to be true, it is.「若聽起來好到令人無法相信的話，那就一定不是真的。」基本上任何向你保證「什麼都不用做」、「什麼都不用改變」的減肥方式一定都沒有用的，想想看，天下真的沒有白白得來的東西，若沒有任何變化，每天還是一樣縱容自己不合適的飲食作息，新陳代謝怎麼會突然自己變快？身體怎麼知道應該要消耗脂肪而不是肌肉？這種做法若不是使用藥類、不自然的化學類方法，絕對無法令人變瘦的，而真正要使用藥類或化學物品減肥的話，建議一定要經過醫生的諮詢診斷，千萬不要自己亂嘗試，不然既無效果又賠上健康，就太划不來了。

　　偏食、單一食物的節食食譜沒有用。讓我解釋一下，像「只吃蛋白質」、「拒吃澱粉類」、「葡萄柚減肥法」、「蘋果減肥法」……等等的減肥方法

在一開始好像都很有用，能神奇地讓人在短時間內瘦下來，但是其實在身體內卻引起「革命」，偏食往往讓身體缺乏重要的養分，導致新陳代謝過程產生變化，而這些變化帶來的副產物以及有害的效應會成為身體的負擔，長期下來則會引發疾病。以前我們有一個同學就是曾經風靡一時的 the Atkins diet 阿特金斯減肥法的忠實支持者，他根據該減肥法每天只吃大量的肉類、拒吃碳水化合物，而他也確實因為這樣一下子瘦了很多，但是之後健康檢查時發現自己的血脂、膽固醇指數破表，怎麼樣運動都沒有用，一直到放棄了阿特金斯減肥法恢復正常飲食，身體狀況才漸漸改善，但這時他不僅皮膚明顯變差許多，鬆鬆垮垮且蠟黃色，頭髮也掉了很多，整個人明顯地變老了很多，更不用說好不容易甩掉的肥胖身材當然立即又回來了。

　　用擦的任何東西都沒有用。聽我解釋一下皮膚的構造與功能，你就瞭解為什麼了。皮膚是人體面積最大的器官，它有許多重要的功能，包括控制體溫、提供觸覺、儲存脂肪和水、製造維生素 D，以及隔絕外來的物質，皮膚不僅將有害人體的物質（例如灰塵、病毒）擋在體外，也是防水的最佳措施，而能有效地抵擋這麼多東西當然是有它的道理，光是皮膚的最表層 Epidermis 表皮就有四層：stratum corneum（手腳掌有 stratum lucidum）、stratum granulosum、stratum spinosum、stratum basale，表皮的細胞從最底部的 stratum basale 慢慢被其他新生細胞推向最表面的 stratum corneum，過程中該細胞漸漸變成沒有一種細胞核的細胞，最後變成老化的角質而被蛻掉，表皮層沒有任何的血管。表皮下面是一層叫做 basement membrane 的構造，這薄薄的一層組織除了調節表皮與比較下面的真皮之間的細胞以外，也是儲存抵抗外來物的

THE LAYERS OF HUMAN SKIN

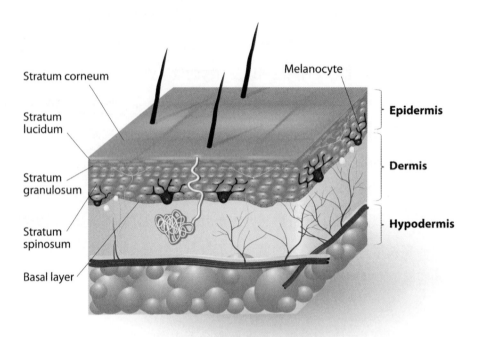

Stratum corneum

Stratum lucidum

Stratum granulosum

Stratum spinosum

Basal layer

Melanocyte

Epidermis

Dermis

Hypodermis

Skin Anatomy

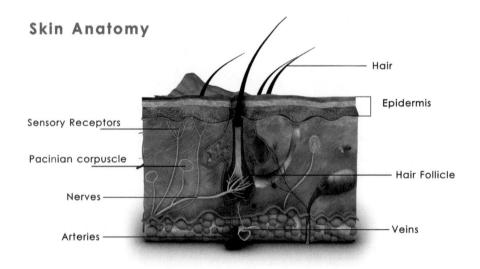

Sensory Receptors

Pacinian corpuscle

Nerves

Arteries

Hair

Epidermis

Hair Follicle

Veins

cytokine 細胞激素的地方，若有外侵物的話 basement membrane 就會釋放細胞激素來對抗它。Basement membrane 下面則是 Dermis 真皮，達到這一層才終於有血管、神經、毛囊、汗腺、淋巴、皮脂腺的存在，膠原蛋白也存在這一層皮膚。你有沒有發現到，一直到現在我們都還沒有到達脂肪？哈哈，這是因為脂肪位於真皮的下面，在 hypodermis 皮下組織，這一層將皮膚與更底層的肌肉和骨頭連結，並且有豐富的血管、神經，以及免疫細胞。所以我們來看看，要達到許多瘦身霜所許諾的「軟化、消耗脂肪」作用，該瘦身霜一定必須穿過表皮、basement membrane、真皮這三層，到達皮下組織，但是絕大多數的保養品不僅無法穿過防水的表皮，其分子連最表面的 stratum corneum 都很難穿越，更不用說更深部的其他皮膚層。要穿過表皮並不是不可能，添加了維生素 A 或 C 的保養品，或者使用乳化劑、溶劑的產品是比較容易穿過表皮，有些藥用貼片也會利用這種方式被皮膚吸收，但是鮮少物質可以一路暢通地穿透真皮到達皮下脂肪，若是這麼簡單就可以到達皮下脂肪的話，其實我們反而需要擔心別的有害物質跟著化妝品一起被吸收進入皮膚血管，有害物一旦到達血液裡可以造成敗血症或其他全身性的症狀，再者，雖然很多廠牌都宣稱它們的產品可以穿過表皮、真皮達到消化脂肪、增加膠原蛋白、減少皺紋等效果，若真的有這樣的產品的話，該產品一定會被歸類為藥物，受到政府、健保局管制，根本不可能會是單純保養品。

難題三：壓力

Q. 壓力對身體有什麼樣的影響呢？

壓力，不僅僅是讓人心煩、心情壞，而是會為身體帶來真正的影響，壓力讓我們的交感神經啟動，交感神經像是身體裡的油門一樣，需要衝刺，需要專注力，需要逃跑時，交感神經就開始工作，交感神經的啟動讓身體裡的許多荷爾蒙改變，腎上腺素以及正腎上腺素增加，提高我們的心跳與血壓，讓呼吸變快，讓肌肉緊繃，也導致可體松（腎上腺皮質醇）增加，可體松會讓身體減少水分排泄，讓身體囤積脂肪，時間久了，過多的可體松會讓免疫力下降、疲憊、記憶力與專注力下降、掉髮，長期下來，壓力過多還會造成心高血壓、血管疾病、肥胖、糖尿病、偏頭痛、睡眠問題、憂鬱症……等等的大問題，所以千萬不要小看壓力。

Q. 怎麼樣消除壓力？

消除壓力的方法很多，我自己喜歡將它們分成兩類：靜態與動態。靜態就像是讓大腦出走休息一陣子，冥想、打坐、瑜珈、按摩、熱敷、精油芳療……等等都是很棒的靜態紓壓方式，我自己常常做的則是感謝的禱告，不管你有

沒有宗教信仰，不管你有沒有感謝的對象，其實都可以做這個簡單的練習：數一數生活中你可以感謝的事項，從小事開始，例如今天喝到了一杯好咖啡、今天上班時交通很順很快，到比較大的事，例如學業進步、要畢業了、工作升遷、買了車子房子、要結婚，也當然別忘記為了身邊的家人、朋友、生活環境而感謝，感恩能紓壓，因為

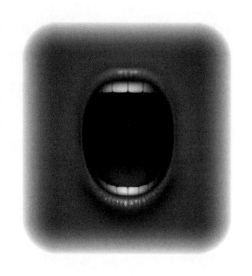

我們往往身在福中不知福，數數恩典時才發現原來我們比上不足比下有餘，當心裡知足、想開時，壓力自然就減少了。

　　動態的紓壓方式有很多種：運動、大笑、大哭、深呼吸、社交活動……等等，甚至是大吃一餐都可以是動態的紓壓行動，當身體忙碌時，腦筋反而可以放鬆休息，而有時候強迫自己專注在某一種感覺裡，例如清涼的微風吹在臉上的感覺、一頓精緻的大餐在舌尖的滋味、散步時腳底板接觸地面的平穩感覺，也是不錯的紓壓方式。

　　音樂是很棒的紓壓，大學聯考之前我最常做的事並不是讀書，而是彈琴，那可能是我這一輩子練琴最勤的時候吧！會樂器的人可能瞭解用力彈琴、亂彈一通的感覺，那是一種令人很爽的發洩。而其實我最喜歡做的事，是在沒人的地方大聲唱歌！不管有沒有走音、歌詞對不對，隨便亂唱就是了，想到

什麼就唱什麼，不是完整一首歌或一段落都無所謂，一首接一首唱下去就對了！唱到眼淚不自覺地流下，唱到聲音哽咽到沒有聲音，唱到眼淚都乾了，唱到最後只能看自己狼狽的樣子傻笑，笑一笑之後便覺得豁然開朗。如果你覺得自己不會唱歌也沒關係（雖然我覺得那不是重點，重點是自己開口發出聲音來），你可以播放音樂，跟著裡面的歌手一起唱，甚至只要開口吶喊，不僅訓練肺活量，更能發洩壓力，這也是能讓身體暫時忘記煩惱的好方法。一定要這麼激動嗎？當然不一定，這是很個人的事情，若你想要點些精油，靜靜躺著聽些喜歡的音樂，那很不錯呀！總之音樂的種類多到數不清，每個人都可以找到適合自己放鬆的音樂！

Q. 抽菸時我覺得比較放鬆，這會影響健康嗎？有健康的抽菸方法嗎？

抽菸會影響健康，而且不像很多人想像的只影響肺，抽菸其實影響到全身的健康，

抽菸者得到心血管疾病的機率比非抽菸者高二到四倍，抽菸者中風的機率比非抽菸者高二到四倍，更不用說得到肺癌的機率更是比一般人高 25 倍，抽菸同時提高得到膀胱癌、血癌（AML）、子宮癌、大腸癌、直腸癌、食道癌、腎臟／輸尿管癌、肝癌、口腔癌、鼻咽癌、胰臟癌、胃癌……等等，基本上只要抽菸，得到癌症的機率就會比較高，除此以外，抽菸可以造成高血壓、骨骼疏鬆、糖尿病、風濕性關節炎、男生的精子活動力降低、女生容易流產、

子宮外孕、胎兒畸形。聽起來有點可怕嗎？有些朋友們說抽淡菸或自己捲煙絲可以避免抽菸對身體的傷害，但是目前醫學上並沒有發現任何「健康」的抽菸方式，最健康的還是：戒菸。只要成功戒菸一年，心臟病的風險就快速下降，兩到五年內幾乎就可以跟一般人的機率一樣，戒菸五年後得到膀胱癌、食道癌、口腔癌的機率大約可以降一半。

Q. 怎麼避免壓力？

想要避免壓力，要知道你的壓力到底從何而來，先檢視一下自己的生活，或許有些壓力來源是非常明顯的，例如工作上的截稿期限，有些壓力來源卻

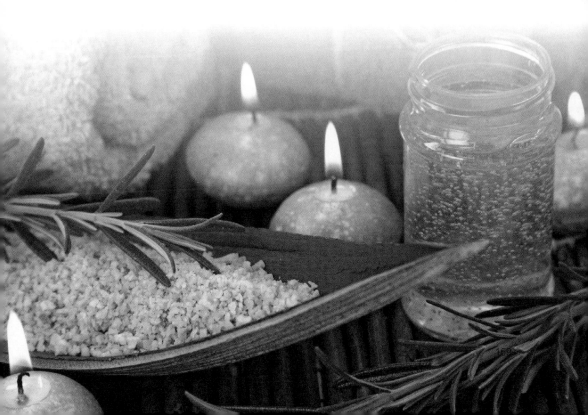

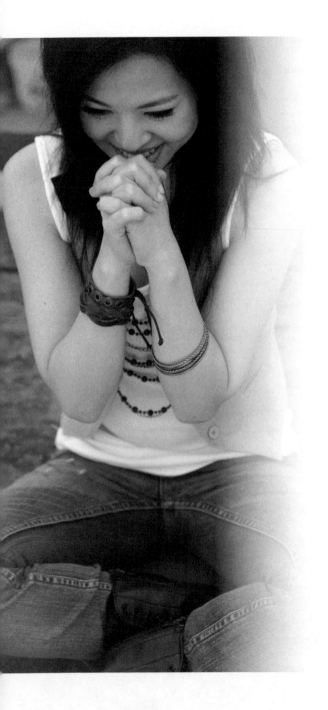

不那麼明顯，例如，自己拖延了時間而產生害怕逼近的截稿期限，很多時候壓力可能是自己的習慣、態度，甚至藉口而造成的，在怪罪環境或別人之前，先看看什麼是自己可以改變的，你可以開始把感到壓力的事項寫在日記本上，也可以把你當時的心情和反應寫下來，更可以寫下之後你做了什麼讓你紓壓的事，或許你會對自己的生活以及壓力來源有新的認識。

知道了自己的壓力來源後，你有兩個選擇：避免這個來源，或者改變這個來源。很多壓力來源是可以避免的，像若你知道自己忙不過來，就別再接下其他不必要的差事，看電視新聞台會讓你很焦躁的話，就別看新聞，改讀報紙，若你知道跟某些人辯論宗教、政治令你很不開心，那就

避開這樣的話題，善用自己的時間也可以避免很多的壓力。有些壓力來源不能避免，但是可以被改變，若有人令你生氣，可以試著跟他溝通，請他停止這樣的行為，當你在要求別人改變的同時，若你自己也可以多將就別人一些，很多人際上的壓力也可以被減少，另外，在工作上你可以試著預測有哪些問題會發生，事先想好解決方式，這樣就算遇到壓力也可以很快排除。

　　若壓力來源無可避免也無法改變怎麼辦呢？就像我寫的歌詞：「如果山不能轉，也許路可以轉⋯⋯ 如果路不能轉，我的心還可以轉」，你可以改變自己的想法，換一個角度看事情，例如塞車雖然討厭，但是你把塞車當作享受聽廣播的時間，那豈不就變得比較陶醉？你可以考量大局退一步看事情，眼前的問題及壓力雖然很煩人，但人生當中這樣的小事是否值得你如此煩惱？學會降低你的標準，對自己、對別人別那麼要求或許也能幫助你降低壓力，

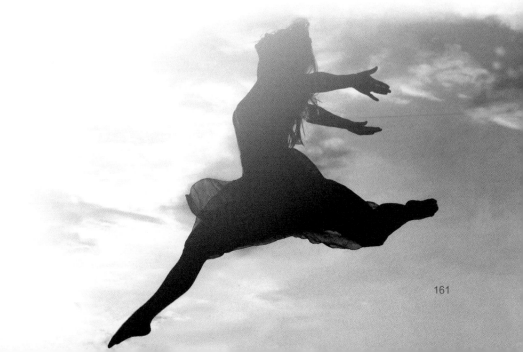

當然，學會凡事都感恩，也可以幫助你看大局而減少不必要的煩惱。最後，學會看清有些事情就是無法改變的，接受不能改變的事實，學會放手，也可以讓你放掉壓力來源。

需要改變自己的想法時，音樂是一個很棒的工具，它跟文字一樣能夠傳達作者的經驗與訊息，好好聽一首歌就像是好好讀一本書，不僅讓我們的注意力可以暫時從煩惱轉移到另外一個狀態，休息一下，也可以因為吸收他人的經驗想法而提供我們新的啟發或心情的發洩，但是我個人覺得音樂比書籍更好，因為聽一首歌頂多十分鐘，要讀完一本書可能需要好幾小時呢！

難題四：過敏

Q. 過敏到底是什麼？

好多人都誤會過敏現象是「抵抗力很差」，其實應該說，會過敏的人是「抵抗力太好」，好到無法分辨什麼東西是無害的，所以遇到對一般人來說是很正常、安全的東西，例如花粉，一般人不會有事，但是對花粉過敏的人來說，他的身體以為花粉是有害的，就想盡辦法把花粉從身體排除，造成打噴嚏、流眼淚、紅腫等過敏的種種症狀。

Q. 什麼是過敏原？怎麼知道自己的過敏原？

過敏原是引起過敏的東西，因為每一個人的體質不同，所以每個人的過敏原都不太一樣，就算是家族遺傳過敏體質，爸爸媽媽的過敏原跟小孩的也不完全是一樣的，在澳洲最常見的過敏原是花粉，在台灣最常見的是塵蟎，過

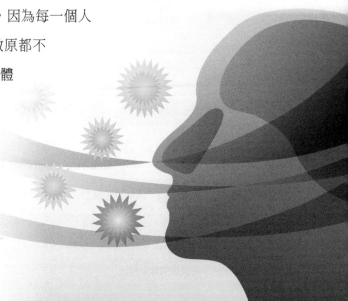

敏原也可以以接觸方式來歸類，吸入性的有塵蟎、蟑螂、黴菌、動物毛髮、花粉，觸摸性的有乳膠、某些金屬、化學纖維、人造香料、染料、清潔劑，食物性的有蛋、花生、牛奶、大豆、蚌類…… 基本上人對任何東西都可以產生過敏，要知道自己的過敏原可以去醫院測試，有抽血測試也有 pin prick 皮膚針刺測試，醫生會安排適合你的測試方式。

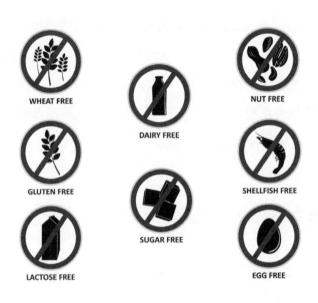

Q. 我的過敏很嚴重，應該怎麼樣改善呢？

過敏很嚴重時，一定要先離開過敏原，接著再用抗組織胺的藥物止住過敏的症狀。其實每一次過敏發作，都會讓「過敏性」變強，體質會變得更加

敏感，只需要一點點的過敏原就可以誘發過敏，症狀也會更嚴重，目前市面上有很多幫助調節抵抗力的健康食品，例如巴西蘑菇、冬蟲夏草、蘆薈酵素，每一樣Oli都親自試過（因為我也是過敏體質的受害者），確實都有一些幫助，但是以醫學角度來看，過敏體質是深深埋在基因裡的，不會輕易就被根斷，我們能做一些免疫力的調節，但是那些都是輔助性的，最重要的還是預防過敏發生，而預防工作之中最重要的就是避開過敏原！

Q. 類固醇不是壞東西嗎？醫生怎麼還開給我呢？

當過敏非常嚴重且不斷發生時，除了遠離過敏原，通常醫生也會開一些含類固醇的藥物來止住過敏復發，很多朋友們都害怕類固醇的副作用，但其實只要依照正確的劑量及方式，短暫性的使用是非常安全的，類固醇可以算是醫學歷史上最有效的「消炎藥」之一，它能有效地讓身體停止發炎，調節大暴走的免疫系統，而通常當病情受到控制後，醫師就可以漸漸將類固醇減量，最後停掉，類固醇不會堆積在身體裡，但是因為服用時腎上腺功能會抑制，所以千萬要按照醫師指示使用，不要擅自服用或停掉，這樣病情才能得到控制喔！

Q. 過敏、氣喘有可能「治得好」嗎？

因為過敏體質是存在基因裡，所以嚴格來說，它是無法根斷的，但是別難過，過敏體質是可以被控制，透過好的治療、預防措施，阻斷過敏原的來源，調節免疫系統，過敏症狀可以漸漸減少，甚至不再發生。

難題五：現代人的天敵

Q. 什麼是「三高」？

許多人都知道，「三高」指的是：高血壓、高血糖、高血脂，三高會引起很多嚴重的疾病，所以要盡量避免，但是我發現很多人除了這個簡單的定義以外，對於血壓、血糖、血脂的觀念其實是模糊的，這種似懂非懂的態度不僅會造成過分的懼怕，有時也可能拖延病情，所以接下來讓我們將「三高」好好的分析解釋。

首先，讓我們來瞭解高血壓。血壓是指血液在血管裡流動時有多少張力，有足夠的壓力，血液才能流動全身，沒有足夠的壓力可能會造成頭昏眼花、昏倒，嚴重的話甚至死亡，而製造壓力的來源就是心臟，我們可以把心臟想成一個打水的幫浦，幫浦有兩個狀態，一個是放鬆讓水裝滿窩槽，另一個是用力將水打出去，心臟也是如此（造成我們聽到由兩個聲音組合的心跳聲，「咚嚕」），所以量血壓時，每個人都有「兩個」指數，一個是心臟用力將血液推進血管裡的「高血壓」，另一個是心臟放鬆時的「低血壓」。血壓不能太低，不然血液無法到達需要流動的地方，但也不能太高，太高可能會造成腦中風、心臟衰竭、腎臟衰竭、血管疾病以及其他併發症，標準的高血壓是大約 <120Hgmm，標準的低血壓大約 <80Hgmm，而一般人所謂會導致疾病

的「高血壓」指的是高過 140Hgmm 的高血壓或者高過 90Hgmm 的低血壓。

　　很多人量過血壓後，非常緊張地問我說：「怎麼辦？我有高血壓！」我的回答通常都是：「先冷靜下來！休息一下，十分鐘後再量一次看看。」因為血壓是單一時間點的指數，僅僅一次的高血壓或低血壓並不能代表長期性的表現，我們可以把它想像成照相，一次不好看不代表被拍攝的人不好看，也許是角度不對，也許是光線不好，若長時間下來每一張照片都不好看，我們才能做出「這個人不上相」的結論，血壓也是如此，必須是至少兩次血壓的衡量結果，以求取平均值，每次量血壓必須間隔至少兩分鐘，而且兩次指數差太多（超過 5Hgmm）的話，必須重新開始。血壓會被心跳影響，所以量血壓時盡量放鬆心情，最好是休息幾分鐘後再量，血壓也會被姿勢影響，站

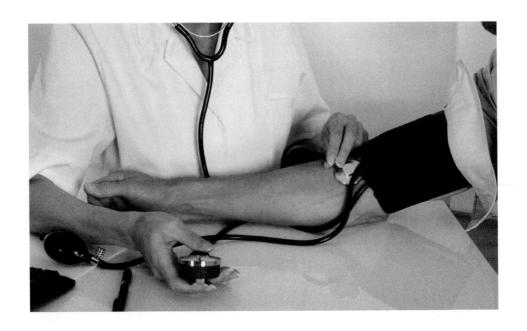

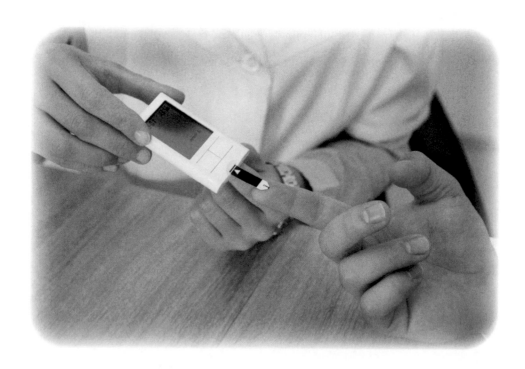

著會比平躺低（因為地心引力的緣故），不見得一定要站或坐著量血壓，但每一次量血壓時最好都以採取同樣的姿勢（若使用水銀血壓計的話，最好也是同樣一個人幫忙衡量），這樣會得到比較確實的指數。血壓也會被器材影響，所以量血壓的加壓帶一定要適當的大小，不然血壓會偏高或低。

萬一真的是高血壓的話，應該怎麼辦呢？若真的是高血壓的話，請一定要去看醫生！大部分的高血壓是原發性高血壓，表示並沒有特別原因或疾病所引起的，但是有時候高血壓可能是續發性，由腎臟疾病、主動脈狹窄、或內分泌疾病所引發的高血壓，所以強力建議去看醫生，醫生會替你做檢驗，找出高血壓的原因，若是原發性高血壓的話，一開始只要不是高到立即對身體有危險的話，醫生會建議改變生活方式來降低血壓，例如多運動、減少鹽

的攝取、減輕體重、戒菸、規律生活習慣……等等，一般人若要避免高血壓的話，也可以培養這些「好習慣」，適當的紓解壓力也可以減低高血壓的風險，例如：Spa 按摩、瑜珈、打禪……等等都是很好的活動。若改變生活還是無法控制血壓的話，醫生就會開始使用藥物，有很多藥物可以影響血壓，世界衛生組織在 1999 公布了六種主要治療藥物：diuretics 利尿劑、beta-blockers 乙型阻斷劑、 calcium antagonists 鈣離子阻斷劑、 ACE-inhibitors 血管收縮素轉化酶抑制、 angiotensin antagonists 血管收縮素酶接收器拮抗劑，以及 alpha-blockers 甲型阻斷劑，醫師會根據病人的身體狀況、生活習慣和能接受的副作用來判斷用哪一種藥，因為控制血壓的藥要長期吃，不能自己隨便停藥，所以任何副作用一定要向醫生報告，好讓醫生調整劑量或換別類型的藥。

這年頭，很少人沒聽過糖尿病這種新陳代謝的疾病，糖尿病基本上就是身體與細胞之間失聯，造成長期血糖很高的一種疾病，我們可以想像在用餐後血液中的糖分變高了，身體想要通知全身細胞：「大家可以攝取能量來源囉！」但是細胞們卻個個聽不見，也不知道有能量可以吸收，還以為自己快要餓死了，而身體與細胞之間的溝通方式就是透過胰島素這個荷爾蒙，糖尿病可以分成兩種，第一型糖尿病患者缺乏胰島素，這就像身體向細胞喊話，但是卻「燒聲」根本沒有發出聲音，細胞當然聽不見，第二型糖尿病患者雖然有分泌胰島素，體內細胞卻對胰島素作用產生抵抗作用，這就像身體向細胞喊話，但是細胞帶了耳塞，根本聽不見。我曾經聽見有人數落糖尿病患者：「你看你，都是吃太多糖才會得糖尿病！」其實這種觀念不太正確，第一型糖尿病的病因不明確，部分患者是突發性，大多數患者是免疫系統攻擊胰臟

細胞，也有可能是因為創傷導致胰臟受損，無法分泌出胰島素而產生糖尿病。第二型糖尿病的病因主要是家族遺傳以及生活方式，許多第二型糖尿病患也有某程度上的胰島素分泌不足，通常患有第二型糖尿病的人較肥胖，而當該患者的 BMI 降低時，細胞對胰島素的抵抗程度往往也會減輕，改善病情，但「肥胖導致糖尿病」不全然是吃了過多的糖而造成的，第二型糖尿病跟脂肪以及白米飯的攝取也有關聯，而懷孕過程當中也有可能產生類似第二型糖尿病的高血糖症狀，稱為妊娠糖尿病，這種糖尿病通常在生完孩子之後會自動好轉，但是大約 5~10% 的女性產後會得到第二型糖尿病。

怎麼知道自己有沒有糖尿病呢？答案是：驗血。通常我會建議大家禁食 8 小時後連同 complete blood exam 基本血液分析、肝膽腎功能一次驗，空腹血糖 >126mg/dL 表示有非常大的風險，若沒有禁食的話，有兩個方法可以測驗出有沒有糖尿病，第一個方式是讓病人喝下 75g 糖漿，等待兩小時之後再測量血糖，這時血糖不應超過 200mg/dL，另外一個方式是檢查病人是否有高血糖的症狀（口渴、瀕尿、疲倦、消瘦……等等），並且隨機驗出超出 200mg/dL 的血糖。其實還有另一個方式可以測量出糖尿病，那就是測量血液中的 Glycated hemoglobin Hb A1c 糖化血紅蛋白，若體內長期有高血糖的話，這些多餘的糖附著在紅血球蛋白上，所以 >6.5% 的指數不僅表示有糖尿病，藉由追蹤這個指數也能觀察長期的血糖控制。「天呀，我血糖過高耶！我是不是有糖尿病？」若發生這樣的狀況，我還是奉勸同一句話：「冷靜下來，後天再去驗一次。」，在不同的兩天都驗出過高的血糖，糖尿病的診斷才成立。

　為什麼大家聽到糖尿病都覺得好可怕、好恐怖？一方面是很多人覺得患上糖尿病「就不能吃大餐了」，另一方面是因為大家都有聽過許多關於糖尿病併發症的恐怖故事，例如「得了糖尿病後來就需要洗腎了」、「眼睛就瞎了」、「需要截肢」等可怕的案例，確實，糖尿病併發症很多，嚴重的話也真的需要積極治療，但是大家若瞭解併發症的由來的話，就知道其實只要控制得好，不需要走到恐怖併發症這一步。記得我之前提到糖尿病是因為身體與細胞聯絡失敗，導致長期血糖過高，而多餘血糖會附著在紅血球蛋白上嗎？同樣的，這些多餘的糖份也會附著在體內其他部位，造成併發症的形成，它們可以破壞血管內膜，並黏在血管壁形成血管疾病、心臟病、中風……等現象，影響到眼睛的血管則能造成視網膜病變，嚴重的話則會全盲。多餘糖分可以破壞腎臟的過濾功能，造成疤痕形成、慢性腎臟病，嚴重的話需要洗腎，

或者糖分黏上末梢神經，造成損傷的話，患者可能會產生痲、刺、疼痛的感覺，而有時該感到痛、燙反而不會有感覺，導致自己受傷了而毫無知覺，再加上高血糖會降低免疫細胞的作用，同時降低身體的修復功能，所以一旦受了傷，不僅好得慢，更容易發炎感染，最後可能細胞壞死，需要截肢。但在擔心害怕之前，我強調一下，這些併發症通常不會是一兩天形成，而是經過 10~20 年的「放任」形成的，所以若是血糖控制得好，許多併發症是可以避免的。

「糖尿病就是一種要打針，一種不用。」這句不太正確的話是我常常聽到的，也是很多人對糖尿病治療的認知，讓我來解釋一下為什麼這句話不太正確，其實糖尿病的治療目的在於控制血糖並且預防併發症，所以對沒有胰島素的病患，治療需要提供胰島素，因此需要做皮下注射，通常這種需要打針的是第一型糖尿病患者，但是因為許多第二型糖尿病患者其實也有胰島素不足，所以有些第二型糖尿病患者也會需要打針。對於其他第二型糖尿病患者或妊娠糖尿病患者，一開始可能只需要改變生活方式，確保規律作息、均衡飲食（不是不能吃甜的喔！只是要少量，這時最好也不要嘗試任何流行的減肥食譜）、多運動，這些簡單的小動作就可以控制住血糖，比較嚴重的話醫生才會開藥，若連藥物都無法控制血糖的話，最後可能也會需要注射胰島素。在這邊呼籲大家，不管網路上流傳多少「降血糖」的食物或偏方，還是乖乖地以醫生開的處治為主，偏方只能當輔助（而且最好要告訴醫生，避免血糖太低或藥性衝突），對治療厭倦時就要想起恐怖的併發症！

血脂測驗其實是在測量四個不同的物質：Triglycerides (TG) 三酸甘油脂、Total cholesterol (TC) 總膽固醇、High-density lipoprotein (HDL) 高密度脂蛋白、

Low-density lipoprotein (LDL) 低密度脂蛋白，這些物質相當不同，不同項目過高時需要不同的處置，所以當我們說「高血脂」時最好弄清楚到底是哪一項過高了？讓我們來瞭解一下這四種不同的物質，首先我們先來談談膽固醇。我發現一般人通常都認為膽固醇是個壞東西，但是你知道膽固醇其實是動物細胞非常需要的物質嗎？若沒有它，我們的細胞外膜無法維持整個構造的完整性，也不會有極為重要的彈性，若沒有膽固醇，我們無法製造膽汁來消化食物，也無法製造重要的荷爾蒙，沒有荷爾蒙的話，身體各部位就無法溝通，整個人就會大大失調，嚴重的話甚至死亡，若沒有膽固醇的話，人體也無法產生維他命 D，沒有維他命 D 的話則會影響體內的鈣質、磷，及副甲狀腺荷爾蒙的均衡比例，也會影響骨骼細胞的吸收和重建。膽固醇同時有助於細胞之間神經訊號的傳達以及跨越細胞膜的輸送。不管怎麼看，膽固醇其實是很重要的。

　　基本上動物細胞都可以製造膽固醇，而人體內大約 25% 的膽固醇在肝臟製造而成，其他有些在腸、腎上腺、生殖系統所製造，往往人們會說：「啊！不要吃這個，有很多膽固醇！」但其實以比例來說，大部分的膽固醇是我們自己體內製造的，由食物中吸收的膽固醇反而比較少，而通常被認為「高膽固醇」的肉類、蛋、海鮮類、奶製產品其實是高脂肪，膽固醇比例並沒有那麼高，聽起來出乎意料地棒吧？但因為 50% 膽固醇會被小腸吸收後重新使用，所以還是不能毫無忌憚地大吃特吃，一般成人若是總膽固醇 >200mg/dL 的話就算是過高，患有心血管疾病或糖尿病的人若是超過 160mg/dL 就算是太高了。

膽固醇在人體內藉由 lipoprotein 脂蛋白輸送到需要的細胞，而脂蛋白可以依照密度分成很多種，血脂測驗通常只選其中的兩個來驗，高密度的 HDL 以及低密度的 LDL，雖然這兩種都是含有膽固醇的脂蛋白，高密度的 HDL 對心臟有保護的作用，所以我們反而巴不得它的指數高一點，男性應該要 >40mg/dL，女性應該 >50mg/dL，而低密度的 LDL 卻跟中風、心絞痛、心肌梗塞有關聯，所以我們希望它的指數可以盡量降低，一般成人應該低於 130mg/dL，而患有心血管疾病或糖尿病的人應該要更低，<100mg/dL。

Triglyceride 三酸甘油脂，是一種由 glycerol 甘油以及 fatty acids 脂肪酸所合成的物質，簡單來說就是：油脂，油脂有很多種，包括我們常常聽到的 saturated 飽和性（通常在室溫是固體）以及 unsaturated 不飽和性（通常在室溫是液體），雖然一般人都覺得油脂就是越少越好，但是就像膽固醇一樣，其實人不能完全沒有它，因為它不僅是重要的能量來源，同時能在體內形成器官的保護層，更是人類保持體溫的重要工具。我們吃進肉類、奶製品、油類後，油脂在腸胃系統中被膽汁和脂肪酶消化，由腸子吸收進體內後，跟著膽固醇還有蛋白質一起形成脂蛋白，順著血液循環體內，供應能量給細胞，有剩下多餘的時候，三酸甘油脂則會被身體儲存起來，形成體內的脂肪，當然，沒有人想要有太多的「戰備油」，過多的三酸甘油脂也與心血管疾病有所關聯，所以一般成人的指數不應超過 150mg/dL。

「若是我去驗血，發現血脂（三酸甘油脂、總膽固醇、低密度脂蛋白）過高怎麼辦？」你知道我會怎麼回答嗎？嗯，相信聰明的你一定已經猜到，

我會建議過一星期後再回去驗一次，而就算真的是血脂過高，一開始醫生通常會建議用改變生活方式來降低血脂，增加有氧運動，減少肉類、奶製品、油類的攝取，以及正常生活作息都會有幫助，因為血脂不會一下子就減少，所以醫生可能會等兩、三個月後再幫你驗血，長期下來若生活方式改變還是無法降低血脂，醫生會開藥，這種藥通常作用在於阻止脂肪或膽固醇的形成，一定要乖乖按照指示吃，不可以自己隨便停掉，而這類型的藥容易跟其他藥互相影響，所以若去看別的科類，一定要向該科醫師報告。

Q. 到底什麼是癌？怎麼樣可以避免癌症？

　　一聽到「癌」這個字，就覺得非常可怕，畢竟人類活得越長久，得到癌症的機率也越來越高，但越是感到害怕，越要好好去瞭解。癌細胞實際上就像是「做錯了的產品」，細胞複製之後產生出不應該出現的細胞，不僅無法執行原本應該要有的功能，還會繼續複製出跟它一樣對「當地」器官無用的細胞，甚至散播到全身四處，這樣的細胞就是癌細胞。然而，癌細胞也有很多種，最常見的是由 Epithelial cell 上皮細胞演化而來的癌症，這些在正常狀況下應該存在於我們皮膚上的細胞若是長在不是皮膚的地方就麻煩了，上皮細胞有很多種，例如像佈滿皮膚、喉嚨、食道的 Squamous cells 鱗狀上皮細胞、會分泌荷爾蒙的 Adenomatous cells 腺細胞，還有像膀胱裡具有伸展性的 Transitional cell 移行細胞，這些都有可能變成癌細胞，事實上，從我們的神經系統到骨骼以及結締組織，從內臟到血液，任何身體裡的細胞都有可能突變

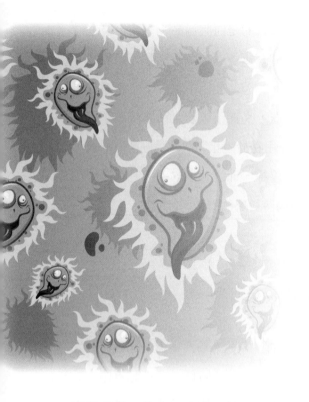

成癌細胞，根據細胞的種類，不同的癌細胞會產生不同的表現，像是大部分的癌細胞會形成腫瘤，但是有些（像白血病）不會，有些癌細胞發展得很快（像乳癌），有些癌細胞發展得很慢（例如攝護腺癌），根據各種細胞的位置，不同癌細胞也會有不同的症狀，像是壓迫到神經的惡性腫瘤可能會造成疼痛，靠近腦神經的癌細胞可能會造成癲癇，腸胃道裡的癌症可能會造成血便或排泄習慣的改變，越容易造成病狀的癌細胞越容易被發現，而有些癌細胞因為離會令人感到疼痛的神經比較遠，所以往往被發現時已經長到一個規模，胃癌、肺癌都是這類型的癌細胞。

　　大家都急著想知道怎麼避免癌症，首先我們需要先瞭解癌細胞怎麼形成，大家或許都聽過基因突變，但是你知道基因突變怎麼造成癌細胞嗎？我們身體裡的每一個細胞都會「守本分」，因為它們都擁有像是使用說明書的基因DNA，當「說明書」破掉時，細胞就開始產生太多或太少的蛋白質，蛋白質不僅是細胞重要的建構模塊，也是控制細胞活動行為的「開關」，所以若蛋

白質出了問題，細胞就失控了，變成癌細胞。基因的突變有很多種，你知道嗎？我們體內都有一種叫做 Oncogene 原癌基因的東西，這種基因的作用是鼓勵細胞的複製，若是身體有損傷時，細胞複製可以修復損傷，但若原癌基因不受控制，它就會拼命叫細胞複製，這也是為什麼癌細胞複製率很高、散播地也很快，更是為什麼化療會特別針對快速複製的細胞。在正常新陳代謝中，有種很重要的基因叫做 Tumor suppressor gene 腫瘤抑制基因，當我們健康的細胞漸漸老化，老到一定的程度或者受到損傷的話，腫瘤抑制基因就會告訴細胞：「你的壽命到囉！不要再複製自己了，好好去吧！」若是腫瘤抑制基因停止作用，那老的、壞的、不該再繼續複製的細胞都不會死，反而一直製造跟它一樣的不好細胞，那這樣就變成癌細胞了。有一些基因是專門修補其他出了問題的基因，若是這些修補基因本身出現突變的話，那出了問題的基因就很有可能被細胞複製又複製，導致癌症的擴散。

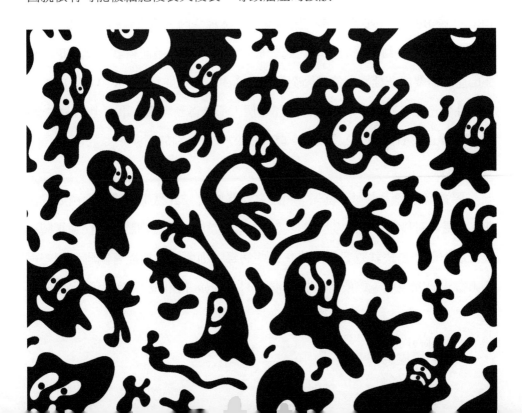

你可能會覺得：「天呀，基因突變真的好可怕！」但是你知道嗎？其實在我們體內中，基因突變常常發生，沒錯，基因突變在健康人體內會自然發生而不會產生癌細胞，其實一個正常的細胞並不會輕易地變成癌細胞，若在複製過程中產生基因突變，通常細胞會自動自我毀滅，或者免疫系統會察覺異常而來把壞掉的細胞殺死，以機率來看，只有小部分的細胞會變成真正的癌症，通常要有至少十幾個不同的基因突變同時發生，才會產生真正的癌細胞，而這個過程通常需要很久的時間，因此通常癌症是發生在年齡比較大的族群裡。

「喔，癌症都是家庭遺傳的。」這種話我常常聽到，有些基因的異常的確是遺傳性的，這表示遺傳到基因的人得到某種癌症的機率會比一般人高，但不表示他就一定會得到癌症，BRCA1 與 BRCA2 乳癌就是很好的比方，BRCA1 跟 BRCA2 都是會遺傳的突變基因，這種基因會造成乳癌，因此有這兩種基因的女性得到乳癌的機率比起一般女性高，但是請記得我剛剛說的，癌症的產生需要好多種不同的基因突變同時產生，所以雖然有 BRCA1 及 BRCA2 的女性們是高風險族群，不見得她們每個人都會得到乳癌，事實上，大約 3%的乳癌是 BRCA1/BRCA2 造成的，其他的 97% 都是別的因素。

那還有什麼因素呢？首先，免疫系統異常比較容易產生癌症，例如愛滋病、接受器官移植、或是慢性發炎疾病，這一類的病會使細胞長期快速複製，複製過程越多越快就越容易出錯。某些病毒、細菌也跟癌症有關聯，例如近年來醫學研究發現，造成十二指腸潰瘍的 H. Pylori 幽門桿菌會令消化道的黏

膜產生慢性發炎，因此提高胃癌的可能性，B型肝炎、C型肝炎的病毒都會提高罹患肝癌的可能性，Human Papillomavirus (HPV) 人類乳突病毒不僅會造成「菜花」，也會提升得到子宮頸癌的機率（因此年輕女性最好接受此病毒的預防針），Ebstein-Barr virus 人類皰疹病毒第四型則會增加患有淋巴癌還有鼻咽癌的風險。

　　再來讓我們看看生活方式的因素。大家都知道，抽菸容易造成肺癌，但是你知道抽菸同時也有可能造成口腔癌、咽喉癌、喉頭癌、食道癌、胃癌嗎？致癌成分會隨著菸入侵，直接影響到以上這些身體部位，但是被肺部吸收之後，致癌成分進入血液，還有可能導致胰臟癌、肝癌、子宮頸癌、腎臟癌、膀胱癌！越年輕開始抽菸、菸抽越多，得到癌症的機率就越高。提到抽菸，很自然地想起喝酒，對，喝酒也跟癌症有關聯！英國的醫學研究顯示，雖然只有4%的癌症是喝酒引起的，長期飲酒的習慣會提升罹患口腔癌、肝癌、乳癌、大腸癌、食道癌以及喉頭癌的機率。某些特別的物質也可以致癌，例如建築以及汽車剎車裡所使用的石棉，目前在許多國家已經不准再使用了。太多輻射性曝光也會提高皮膚癌的機率，這包括了長期曝曬陽光、核子發電廠或相關產業、醫療檢驗（例如X光），甚至是放射科治療都有可能造成癌細胞產生。肥胖也有可能引起癌症，BMI 30~35的肥胖跟食道癌、腎臟癌、膽囊癌、（更年期後的）乳癌，以及子宮癌有所關聯，醫學研究者認為這是因為脂肪會增加一種叫做Aromatase芳香環轉化酶的荷爾蒙，而這個荷爾蒙會影響體內其他的荷爾蒙。

　　最近台灣有些關於食安的社會新聞，相信大家都非常關注到底飲食會不

會造成癌症的發生，其實，這個問題已經被專家探討了許久，但是目前並沒有非常明確的證據來證明有些食物就一定會致癌或有些食物就一定能預防癌，原因是因為人們的飲食習慣以及吃進的食物相當多變複雜，再加上千萬種生活方式上的不同、家族基因因素，真的很難說出一定就是某物造成癌症，我們只能說「機率比較高」，因此就算是對人體有害的物質，若不是長期或大量使用，都很難確認一定會造成癌症，例如亞硝基胺是一種可以致癌的化學成分，長期食用會產生癌症，但是我們日常生活中常見的培根、火腿、啤酒其實都含有稍許的亞硝基胺，這種非常少的量是專家認為不至於導致癌細胞的產生，因此若少量食用的話照理來說算是「安全」，重點在於：少量。同樣的，煙燻或是炭烤的食物（尤其是外面有層酥脆的燒焦部分）通常會含有一種叫做 Polycyclic aromatic hydrocarbon (PAH) 多環芳香烴的成分，這也是可以致癌的化學物，但少量攝取是安全的，所以目前炭烤餐廳還是合法的且生意很好（畢竟應該也沒有人天天只吃烤焦的食物）。當然也些東西真的是不建議攝取，像之前的地溝油事件，在原料油裡面驗出過多的苯駢芘，對於這種致癌物目前人體並沒有「安全值」，只有盡量讓指數靠近零，而在加工過程中，苯駢芘也有可能跟其他物質產生化學變化，轉換成其他有害的化學成分。其他一些被認為可能會提升癌症機率的食物包括紅肉類、加工肉類、動物脂肪類、奶製品、醃製類、油炸類，甚至是白米…… 其實很多物質只要攝取過量，都有可能造成癌症，打開電視新聞和健康節目，這一類的報導不斷地充斥媒體，那我們是不是什麼都不能吃了？要活下去，人當然還是要吃飯的，而事實上媒體報導也常常報導各式各樣「可能預防癌症」的食物或偏方，例如螺旋藻、靈芝、綠茶、魚類、人參、黃耆、苦瓜…… 事實上這些食物能

真正預防癌症發生嗎？就像我之前說的，因為不同的基因、飲食習慣、生活方式有千萬種組合，很難說某些食物就真的完全可以預防癌症，但是根據人體構造以及癌細胞產生過程思考一下，不難想像些促進細胞健康的養分例如維生素 A、C、葉素跟預防癌症會有所關聯，抗氧化的食物，例如漿果類（藍莓、巴西莓之類）跟水果類（香蕉、火龍果）也能減少細胞損傷，因此降低癌症的產生，而目前比較多的文獻則指出，多吃纖維的人罹患大腸癌的機率比一般人低 40%。其實我們若能按照「凡事不要過量」的常理，均衡飲食，搭配運動，不僅可以降低癌症的機率，同時也可以降低心血管疾病、糖尿病，以及其他的健康問題。

Q. 什麼是篩選？為什麼很重要？

　　癌症對個人來說不僅是嚴重的疾病，治療昂貴且痛苦，對家屬來說也是很大的壓力，對整個國家的健保制度來說更是一種負擔，因此越早發現癌細胞的跡象，就可以越早治療，提高痊癒機率，對大家都好，而在一般正常人群當中找出高癌症風險族群就是篩選。目前在台灣，免費的篩選檢查如下：

癌症種類	篩檢對象	篩檢方式	篩檢頻率	成效
大腸癌	50-75歲	糞便潛血免疫法檢查（IFBOT）	2年1次	每1~2年糞便潛血化學法檢查（IFOBT）可降低50-69歲民眾結直腸癌死亡率 15-33%
口腔癌	30歲以上抽菸或嚼檳榔民眾	口腔黏膜檢查	2年1次	35歲以上有菸酒習慣男性，每三年做一次口腔黏膜目視檢查，可降低43%口腔癌死亡率
乳癌	· 45-69歲女性 · 40-44歲具乳癌家族史之高危險族群	乳房X光攝影	2年1次	每1~2年一次乳房攝影，可降低50-69歲婦女乳癌死亡率21~34%
子宮頸癌	30歲以上婦女	子宮頸抹片檢查	每年1次	每年一次子宮頸抹片篩檢可降低60-90%子宮頸癌發生率與死亡率

以上圖片來自衛生署網站

　　除此之外，推薦大家可以一年做一次簡單的健康檢查，我也建議各位在洗澡時不妨多觀察一下身體上的痣與斑，若有新的痣或者舊的痣產生顏色、形狀的改變，可以立即讓皮膚科醫師診斷。年輕的女性可以定期進行乳房的自我檢查，或者定期在家醫科診所進行檢查。

Q. 西藥到底能不能吃？

　　這是一個很多朋友會問我的問題：「藥對身體多多少少都會有負擔，所以還是不要吃比較好吧？」是的，每一種藥物多多少少對身體都會有些負擔，但是這不光只是西藥而已，中藥也是一樣，就連一些我們認為是「健康食品」的產品，其實也都對身體有某程度上的負擔，因為人類過濾以及排出化學物

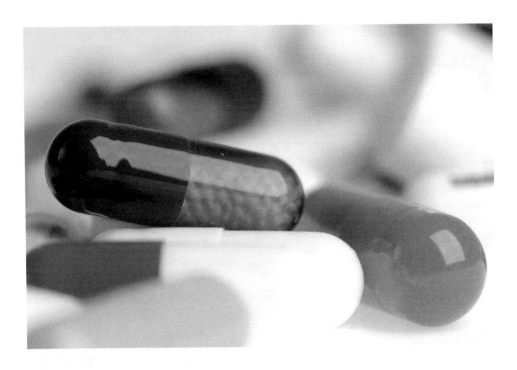

質靠的不外就是肝臟和腎臟，所以只要吃進任何有藥效的東西，都會增加肝臟以及腎臟的工作量，只要按照醫生指示的安全計量，吃西藥是不會傷害身體的，而若之前有在吃別的藥或保健品也應該告訴醫生，以免發生重疊或者藥物相互干擾。

　　我知道還有很多朋友害怕吃西藥，尤其是止痛藥，因為害怕吃藥上癮。這其實是很少發生的事情，因為容易令人上癮的藥物通常都有管制，一般來說沒有醫生開處方是買不到的，而若醫生真的開這種藥給你，表示他一定認為你需要這種藥，所以可以放心吃，但是要注意確實按照醫生、藥師所交代的服用方式。一般來說，沒有處方而可以在藥局購買的成藥，劑量沒有管制

藥品那麼高，造成上癮的機率也非常的低，藥商也會將成分、劑量、服用方式、可能發生的副作用及藥物相互作用都註明在說明書上，正確服用的話通常都不會有問題。很多朋友們害怕：「身體若習慣了藥效的話，藥就會越吃越多。」確實，有時候身體會對藥物產生一種適應，產生 drug tolerance 耐藥性，這表示同一個劑量的藥物對身體的作用減輕或時間縮短，但是這並不是上癮，上癮是對藥物產生心理、生理上的依賴，大家不要太害怕，通常需要長期服用藥物才會產生耐藥性，而且不是每一種藥都會產生耐藥性，最常見的是慢性疾病患者需要長期服用的阿片類止痛藥，一般藥局就能購買的藥物產生耐藥性的機率並不大，按照正確方式使用的話，不應該會產生耐藥性或上癮現象。若需要長期服用藥物的話，也不應該自己一直吃成藥，建議去看醫生，讓醫

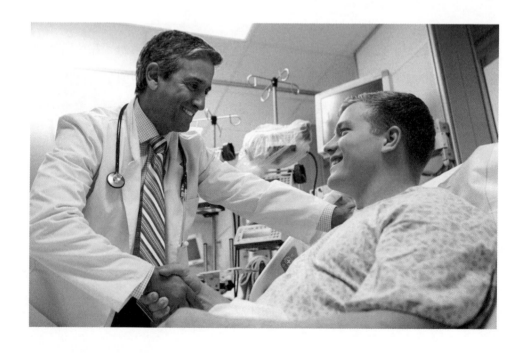

生開藥，這樣要是真的產生耐藥性的話，也可以讓醫生來調整處方。

Q. 生病時到底需不需要看醫生？

首先我想聲明：我不是叫大家不要去看醫生。只是我發現在台灣，不管是診所還是醫院，永遠滿滿的都是人，醫療人員每個忙得團團轉，病人們不僅要排隊等很久，有時候還會被別的病人傳染，而我自己去看病時總是發現有一部分的人其實是不需要去看病的。怎麼說呢？在診所看病時最常見的病是：感冒。但是一般的感冒是不需要看醫生的，我們的免疫系統會對抗病毒細菌，過程當中可能有些咳嗽、輕微發燒、肌肉痠痛，但事實上對於感冒醫生也只能開些治標不治本的藥物來減輕症狀，我們還是靠身體自己痊癒，所以通常感冒是可以不用去看病的。什麼時候需要去看病呢？若是感冒後產生以下的症狀，就趕快去看醫生：

- **有呼吸困難或胸口疼痛**：通常感冒引起的肌肉疼痛，不會造成嚴重的胸口痛，更不應該造成呼吸困難，所以需要趕緊排除心臟疾病、氣喘、肺炎等嚴重疾病。

- **持續發高燒**：不退的高燒代表身體某處可能有細菌感染，需要抗生素治療。

- **不斷嘔吐**：不斷嘔吐容易造成脫水現象，此時最好讓醫生鑑定，必要時打止吐針或點滴。

- **吞嚥困難或疼痛**：隨然感冒有時吞嚥口水會喉嚨痛痛的，但是這種疼痛

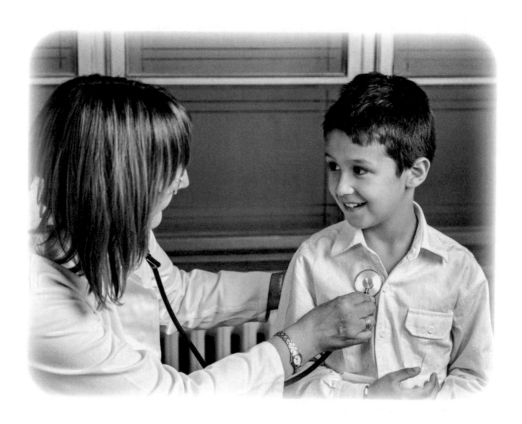

不應該造成無法吞嚥，若有此症狀可能表示喉嚨或食道有感染或者受傷。

    - 長期的咳嗽：不會自己漸漸好轉的咳嗽可能代表氣喘、胃食道逆流、氣管炎、肺炎，或是某些傳染性疾病（例如百日咳、肺結核），需要讓醫生好好做檢查，找出病因。

    - 劇烈頭痛：嚴重鼻塞、鼻竇炎有可能造成頭痛，但是劇烈頭痛也許是其他嚴重疾病的症狀，所以最好還是讓醫生仔細檢查，以防萬一。

    - 昏倒或癲癇：有時昏倒只是單純的低血糖或低血壓問題，但這兩種症狀都可能是其他疾病的表現，所以應該做完整的檢驗，排除更嚴重疾病。

什麼時候一定要看醫生呢？就算沒有生病，建議大家至少一年去看一次醫生，做健康檢查，一年也至少去看一次牙醫，符合篩選性疾病的族群應該按照篩選方案進行檢查（例如年齡合適的女性每年應該去做一次抹片），慢性疾病患者（像是患有高血壓、糖尿病之類的）應該定期看門診拿藥。若有生病，不見得馬上就需要去看醫生，可以參考以下的問題再去看病也不遲：

　　- 急迫性：誠實分析一下你自己的感覺，若真覺得急迫，就趕快去醫院。呼吸困難、胸口疼痛、失去意識、身體出現任何「新」的劇痛都算是急迫的狀況，需要立即檢查治療。

　　- 症狀：你哪裡不舒服？這些症狀是曾經發生過的嗎？若有發生過的話，上一次是怎麼樣好轉的？你現在試試同樣的方式是否能夠減輕症狀？

　　- 程度：症狀持續多久了？有漸漸好轉嗎？還是漸漸惡化？過了一兩個星期還沒有好轉的症狀需要詳細的檢查。

　　我個人的原則是：若是真的很擔心，就去看醫生吧！而各位若真的去看醫生的話，不妨將以上問題的答案稍微整理一下，告知醫師，會讓整個看病的過程更有效率喔！

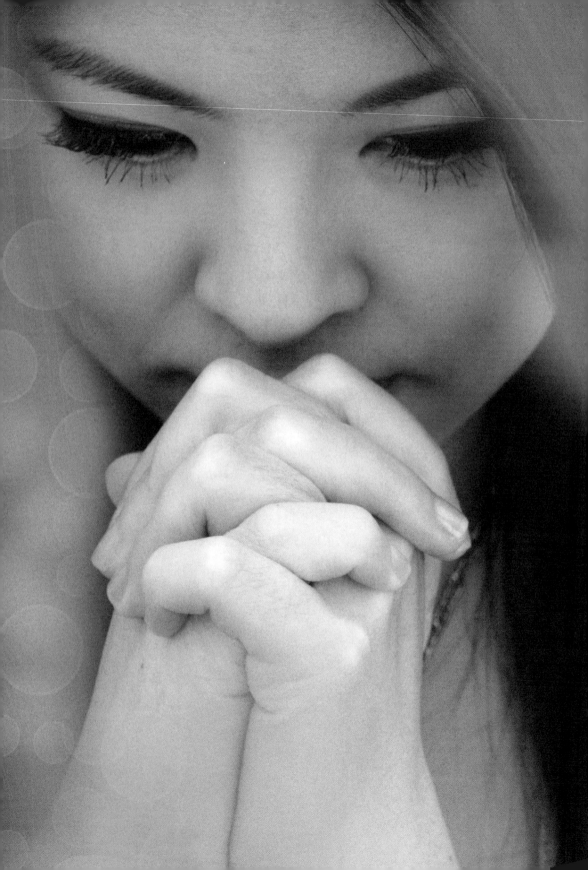

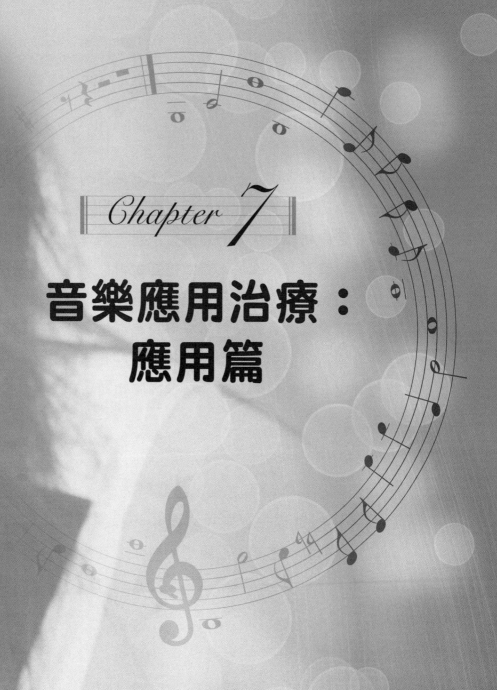

Chapter 7

音樂應用治療：
應用篇

之前的章節中談到了許多關於音樂對身體的益處，接下來的
這一個章節我們將把音樂的特質應用到日常生活當中，我將
這些生活中可能會遇到的狀況分成短短的單元，每一個單元
裡面都含有實際的練習，雖然這些練習都是根據醫院裡面的
臨床音樂應用治療所發展出來的，因此是根據病人的需要以
及治療師實際的經驗，但不見得只有在生病狀況下可以使用
這些音樂治療的技巧，例如，不需要在有氣喘時才利用音樂
調整呼吸，正常運動產生的急促呼吸也可以用音樂來進行調
整。

在我們可以進入練習之前，讓我們先討論一下需要的道具
以及音樂的選擇。音樂可以是事先錄製好的（例如 CD、
mp3）或是現場演奏，不論是使用什麼方式播放，音樂越靠
近越好，音量不用太大聲，但是一定要可以清楚聽得到。關

於音樂的選擇，其實最好是找熟悉的音樂（特別是針對用音樂放鬆或是面對恐懼），熟悉的音樂會帶來熟悉和能被掌控、預測方向的情緒反應，而越被喜歡的音樂越能引起共鳴，音樂的含意、情緒、詮釋都因人而異，所以其實沒有什麼絕對的對或錯的選擇，只要是你喜歡的音樂都可以拿來嘗試。

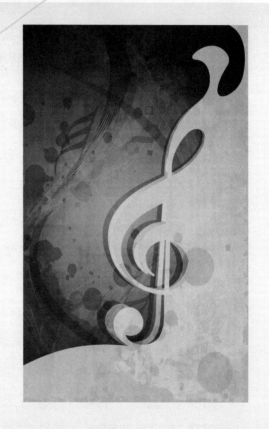

雖然沒有絕對的對或錯，目前有幾種音樂廣泛用於音樂應用

治療，值得大家嘗試一下，其中最常被使用的是古典音樂，目前也有許多關於音樂應用治療的文獻都是使用古典音樂進行實驗。為什麼古典樂會如此受歡迎呢？第一，古典樂有一定的章節，每個段落的開頭、起伏、收尾都有一定的「規則」，比起一些其他種類的音樂，古典樂不管在主題、故事性、情緒方面都讓人比較容易瞭解掌控，其構造有足夠的深度，主旋律、合聲、低頻聲線、節奏，以及不同音色的使用讓整個音樂的結構有令人思考的空間，但是不見得複雜到令人無法理解。另外一種常常被使用的音樂是 new-age music 新世紀／新紀元／新時代音樂，這種音樂往往含有大自然的聲音（例如風吹、水流、樹葉震動、鳥叫、蟲鳴……等等），通常這種音樂也有很大部分是利用電腦合成樂器，例如鼓的節奏、弦樂、管樂……等等來襯托大自然聲，這些人為的樂器段落不斷地重複，製造起伏，其情緒、節奏、主題非常容

易掌控，是很好的音樂應用治療工具。源於愛爾蘭的塞爾特音樂也是常常被使用的音樂，這種音樂通常很細膩柔和，歌者的音色乾淨純潔，也常常使用愛爾蘭傳統布洛克土腔歌唱，國際知名歌手恩雅就是此音樂派系的最佳代表人。提起音樂應用治療，人們往往會聯想到的音樂就是「水晶音樂」，這種電腦合成模仿鈴聲的音樂其實屬於一種叫做冥想音樂的風格，這種音樂通常以木笛、排簫、西塔琴、西藏頌缽、鈴鐺、鐘聲，或小型的鈸類演奏出單一旋律，因為其構造間單又不停反覆，所以適合冥想使用。迷幻舞曲是目前非常受年輕人歡迎的音樂，這種快節奏、重低音的音樂大約在 1990 時開始逐漸流行，大量的電子合成器使用，加上 130~160 bpm 速度，這種音樂有著非常明顯的起伏段落，不斷重覆段落是這種音樂的最大特色，反覆的音樂像是洗腦一樣令聽者靈魂出竅，故取名為 trance（英文恍神的意思），是目前極

受注目的音樂風格，美國知名 DJ Moby、日本歌手濱崎步、西川貴教都是屬於迷幻舞曲的音樂人。爵士樂起源於二十世紀的美國黑人文化，這種音樂其實包含了來自於非洲（切分音的節奏）以及歐洲（旋律、合聲）的元素，拉格泰姆音樂、藍調音樂都是從爵士樂演變出來的，雖然爵士樂使用多重節奏及即興演奏部分有時令人難以掌控整個音樂的結構，但是其天馬行空的成分卻可以引發聽者的興趣和想像力。

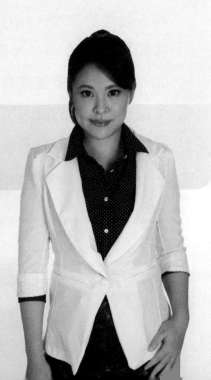

利用音樂放鬆

　　先盡量把周遭環境佈置得越舒服越好，將燈光調暗、房門關上、點燃蠟燭或精油、身穿舒適的衣服、維持舒服的坐姿或躺姿……等一切準備好了之後就可以播放音樂了。音樂播放時，先閉上眼睛，跟著音樂節奏深呼吸幾次，然後想像自己全身的肌肉都是緊繃的，這個時候可以真的用力將肌肉緊繃，接著想像自己的腳趾頭漸漸放鬆（腳趾頭真正地放鬆，可以微微動動各個腳趾頭），接著是小腿、膝蓋、大腿、骨盆、臀部、腹部、胸口、手指頭、手掌、手臂、肩膀、脖子、臉……直到整個人都是放鬆的，彷彿都融化到椅子或床裡，只剩下呼吸。整個過程不需要太快，最好慢慢來而達到確實的放鬆。

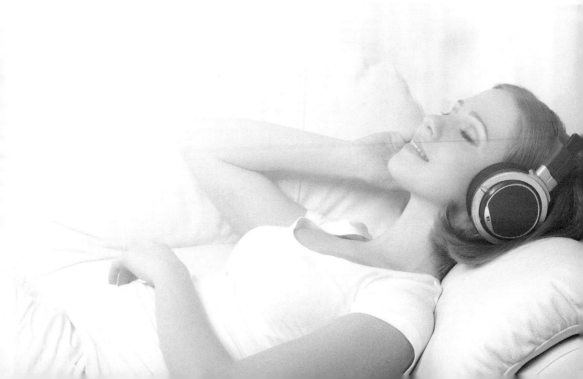

利用音樂面對恐懼

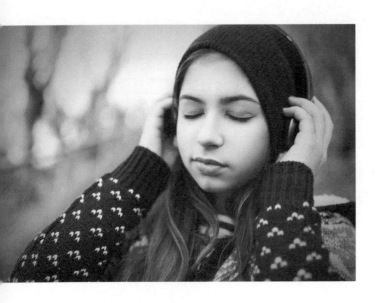

若是在一個安全的空間內，可以盡量像上一節般將環境佈置得越舒適越好，但是這個練習是隨時隨地都可以做的，就算沒有音樂在身邊，也可以想著一首自己熟悉、喜歡的歌曲，或是自己輕輕地唱出歌曲，這些方式都可行。閉起雙眼，跟著音樂一起進行深呼吸，等到心情稍微平靜時，開始想像你要離開現在這個充滿恐懼的地方（不管是現實中還是在心中），想像你要去一個你最喜歡的地方，這個地方可以是戶外、室內、真實、或單純想像出來的地方，仔細在腦海裡「看」這個地方的環境，專注於每一個小細節，那邊有什麼樣的風景？什麼樣的家具？有什麼樣的天氣？甚至有什麼樣的氣味？專心想著這個美好的地方，想像那裡有多好，你在那邊有多開心，或許那邊也有一些你愛的人陪伴著你，想像你們在一起有多快樂。想像過程中一定要持續深呼吸。

利用音樂擺脫疼痛

這個練習的重點在於深呼吸，深吸氣時胸部會擴大，讓氧氣充滿肺臟，深深吐氣時，肌肉會放鬆。閉上眼跟著音樂呼吸，深深地吸氣，直到整個肺滿到不能再滿，吐氣時從嘴巴吐，要長長地吐氣，把肺裡面所有的氣都吐光為止。聆聽着音樂，想像你躺在柔軟的沙灘上，太陽很溫暖，金黃色的陽光照射你，你感覺到那道暖和的光照着你的頭，接著照到你的臉、肩膀、雙臂、雙手、手指頭、腹部、雙腿、雙腳……直到你全身都是溫暖放鬆的。

利用音樂調整呼吸

　　這個練習適合用於運動後上氣不接下氣、氣喘,或恐慌症發作的時候。閉上眼,想像你面前有個氣球,你要慢慢一口氣一口氣把它吹大,深深吸一口氣,接著用嘴吐出這口氣,彷彿你把氣吹進想像中的氣球內,用音樂來幫助你數拍子,吸氣跟吐氣要一樣長度,兩者都要漸漸越來越長,一口接著一口,氣球越來越圓、越來越大,等到你覺得不再喘的時候,想像這個美麗的氣球輕輕地飄上天空。

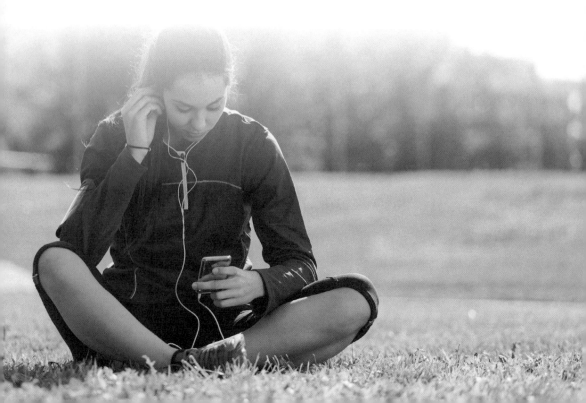

利用音樂加強專注力

先使用我們之前提到的方式利用音樂放鬆，等到整個人都非常鬆懈，開始仔細聆聽音樂，先聽聽主旋律，這是什麼樣子的聲音？（不需要知道樂器，但是可以憑著自己的感覺形容音樂，「溫暖」、「雄壯」、「紫色」、「繁忙的城市」……等等都是合適的答案）聽著一個個音符，接著嘗試聽聽合聲與節奏，試著想像自己身體裡的每一個細胞都跟隨著音樂起舞，接著試著聆聽音樂以外的聲音，你可能會發現整個房間其實充滿著聲音，靜下心來好好的聽這些聲音，讓這些聲音像海浪一樣淹沒你整個人，當聲音飄過你的身體時，輕輕地在腦海說出那個聲音的來源，例如：「公車」、「電扇」、「鄰居」、「狗」，不用花時間去琢磨聲音的來源或者猜想你是否答對了，只要輕輕說出一個後就馬上接著下一個，你接受這些東西的存在，就像世界接受你的存在。

利用音樂發展想像力

　　先使用我們之前提到的方式利用音樂放鬆，讓自己整個人深度放寬，好像要融化掉一般，大腦也不要刻意地去想任何事情，先放空一下，跟著音樂深呼吸，當你準備好時讓你的思緒隨著音樂流動，你可以想像任何事情，或許是一些顏色、形狀、人、動物、風景，也或者是一些記憶，好比兒童時的回憶、值得紀念的節日、重要的人與感覺、懷舊的感覺⋯⋯ 或許你會想到一些感情、感受，也或者你會特別感受到身體，一些身體部位可能會變得比較

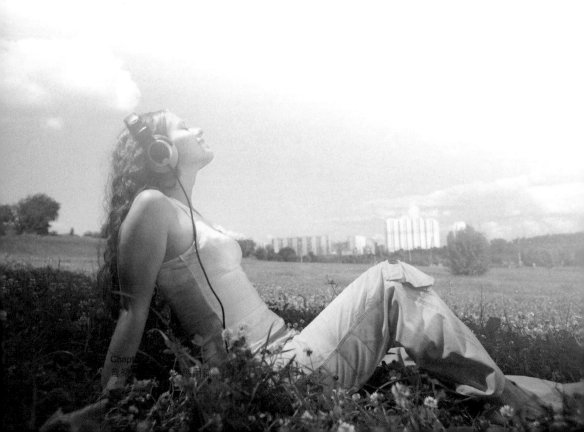

輕或比較重，有些人可能會感到整個人在墜落或是漂浮在空中，有些人可能會感到身體旋轉或改變，這些想像和感覺都沒有錯。當音樂結束後，你將會回到現實，可以把所有經歷過的腦海映像都記錄下來，這些其實都是你心理的反射，從中可以尋找得到自己的個性、感情關係、理想、懼怕……等等特質。

這些習題其實只是音樂應用治療的一小部分，音樂應用治療適用於輔助非常多種疾病的治療，從心臟病到老年癡呆到過動兒到癌症……而音樂應用治療的方式其實也非常多元，從靜態到動態的療程都有，大部分的音樂應用治療是無法一個人獨立完成的，需要專業的治療師來進行，有時候也會以團體的方式而進行，若各位對音樂應用治療有興趣的話，可以詢問大醫院或中華民國應用音樂推廣協會。

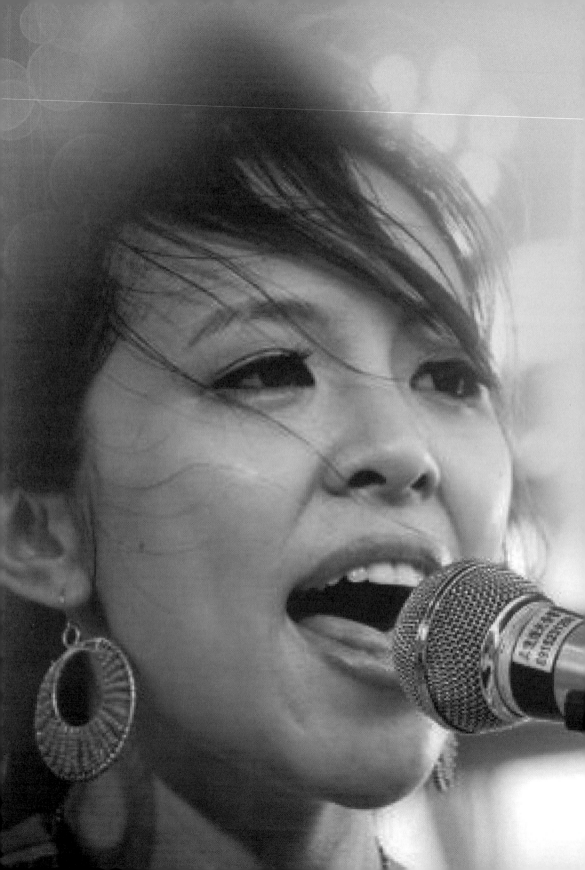

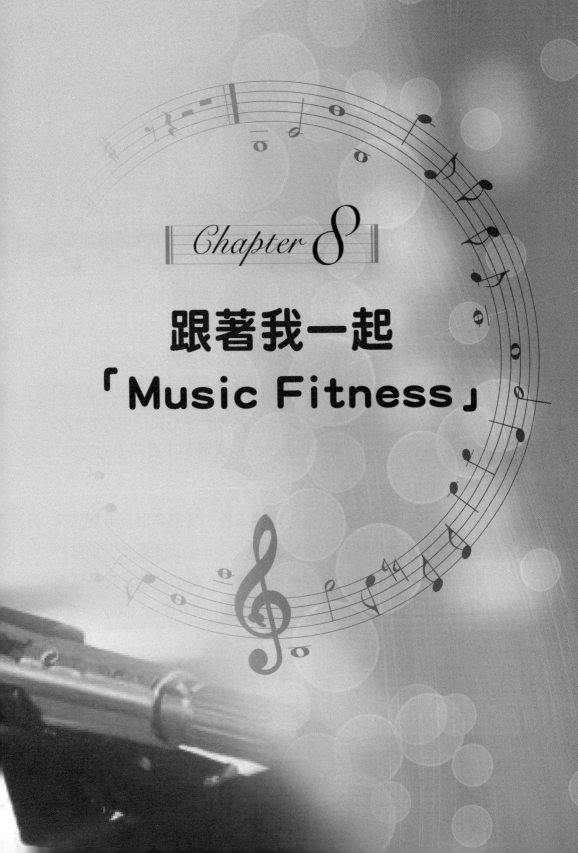

Chapter 8

跟著我一起
「Music Fitness」

為了我自己的快樂與健康，我離開了「安全」的醫院生活，獨自來台灣追逐我的音樂夢，而自從我開始全時間做音樂，我就開始想把音樂與我的醫學常識結合，但是提起「治療性的音樂」往往令人聯想到一些比較沒有音樂挑戰性的「音樂珠寶盒」音樂，或枯燥的「大自然」聲音，或沒有人聽得懂的「呢喃」，我不覺得只有這種音樂可以達到療癒效果，我深信大家都聽得懂、可以跟著一起唱、歌詞有正面影響的音樂更可以讓人開朗健康，而且我認為音樂不僅可以幫我們的心靈「健身」，也一定可以為我們的身體帶來實際上的健康。

除了紓壓、釋放情緒、鼓舞精神以外，音樂怎麼為身體帶來健康呢？聽音樂能讓大腦釋放 endorphins 安多酚（又稱腦內啡或內啡肽），一種身體自己製造的化學合成物，安多酚跟嗎啡非常相似，能帶給人快樂的感覺、減少壓力、降低血壓、

降低食慾、減少老化、減除疼痛，以及增加免疫力。音樂也會影響其他的賀而蒙，音樂讓交感神經系統恢復平靜，正腎上線素以及可體松的分泌減少，不僅讓心率、血壓降低，也讓消化、睡眠品質改善。

光是用聽的，音樂就已經可以改善健康的話，搭配運動相信一定可以更有效率，最近一項研究顯示，幼小的嬰孩在播放音樂的環境裡的活動性比沒有音樂的環境來得更加強烈、持久且快速，在運動時聆聽音樂也可以實際的改善肌肉力量，原因是音樂不僅帶給我們情感上的激發，同時也會影響我們的心跳率、呼吸率及肌肉骨骼系統，研究顯示，音樂能讓身體更有效率地使用氧氣和熱量，同樣的補給能產生更多力量。音樂也能提升肌耐力，一項研究發現實驗對象聆聽激昂的音樂後，不僅展現較強的力道，肌耐力也加強了，而在另

外一個實驗裡，學者將實驗對象分成三組，每一組都得持續舉重，男生們統一舉自己體重 15% 的啞鈴，女生們則統一舉自己體重 5% 的啞鈴，一組不聽音樂、一組聽音樂，而一組在聽音樂時想像自己可以持續舉重，該實驗結果顯示，一邊聽音樂一邊想像的作用最好，確實提升肌耐力。音樂也可以改善身體的靈巧度以及增加四肢的協調能力，記得小時候在幼稚園、小學，每一天早上老師都會帶著小朋友們做健康操？通常這種健康操都會搭配輕快、上昂、「快樂」的音樂，專家們發現，音樂不僅增加記憶力以及學習能力，還能加強身體的協調以及改善運動姿勢，人類身體自然的律動以及節奏往往會跟著音樂不謀而合，而就算一開始不同，身體也會很自然地想要跟上耳朵中聽到的音樂節奏，將聽到的音樂與視覺上看到的動作（小朋友一邊聽音樂一邊看老師一邊模仿）並且再透過自己的身體將該動作表現出來，這好比是

「一次複習三遍」的學習方式，讓聽覺、視覺，以及四肢協調的練習。再者，因為有明確的拍子、歌詞、段落，音樂可以提供學習記憶點，也令人在運動時感到更愉悅。

以下就是一套以音樂為輔助的健身運動 Music Fitness，不但能讓人們變得更健康，也可以幫助大家在歌唱及舞台表演時進步喔！最棒的是，這樣的運動可以搭配每一個人喜歡的任何音樂類型，只要按照建議的歌曲速度，不僅可以輕鬆計算秒數以及抓到運動節奏，也可以更投入氛圍，達到紓壓的效果，當大家的體能漸漸變好，也可以隨著自己的程度與喜好來調整歌曲的速度。

在開始之前，有幾項小小的安全事項希望大家可以注意：
不論體能多麼好，多麼趕時間，希望大家都要以暖身開始，

因為我們不僅鍛鍊身體，還有鍛鍊脆弱的聲帶，所以一定要做好暖身，以防受傷。

按照成為醫生時許下的 Hippocratic Oath 希波克拉底，First do no harm 以不傷害做為原則，以下每一項運動都不應帶給大家傷害，大家也千萬不要用力過度（可以感到身體的張力，但不應感到疼痛）導致自己受傷，有歌唱的地方音唱不準無所謂，動作做不出來也沒關係，只要盡力就好，有任何疼痛或暈眩或不舒服的話表示太過頭了，一定要停止，休息一下，等恢復了再繼續。

以下運動中，所有的用力，都一定是腹部用力！腹部用力，表示是核心肌肉群在用力，不是單單局部肌肉（例如只有手臂）用力，所以比較不容易傷害到自己。

膝蓋彎曲時，請注意別讓膝蓋超出腳趾頭前，避免太大壓力集中在該膝蓋。跳躍時，請用腳尖起跳以及著地，膝蓋保持

微彎，這樣才不會傷害到脊椎。

運動時放鬆身體，也讓頭腦放空，別去想今天做了什麼事、等一下要忙什麼事，讓自己單純地享受在當下，思緒得到暫停和休息才能讓你更快樂、更健康喔！

暖身：腹部呼吸

　　我在教學生唱歌時，最常遇到的問題就是「老師，怎麼用肚子唱歌呀？」其實肚子只會在餓的時候咕嚕咕嚕叫，它真的不會唱歌，因為它沒有會震動的聲帶，那為什麼會說「用肚子」呢？因為我們在唱歌時，使用腹部呼吸，利用橫膈膜來使肺臟擴張、收縮，這樣的呼吸是深的，所以不可以太快，要不然會頭昏，首先站正或坐正，雙腳要踏在地上，跟肩膀差不多寬，閉上眼睛，用鼻子吸氣三秒，接著嘴巴吐氣三秒，吸氣時想像肚子也吸進了空氣似地變大（我知道很醜，但是我們大家一起醜，沒關係啦），吐氣時想像空氣從肚子順著胸部、氣管離開，所以肚子變小，這時要有縮小腹的感覺喔！我們這樣呼吸、吐氣十次後就拉長成吸氣五秒以及吐氣五秒，十二次之後改變成吸氣三秒及吐氣七秒，一樣做十二次，呼吸時可以數算秒數，盡量不要去想太多別的事情。

　　此時建議大家可以聽以速度為每分鐘 60~120 拍的歌曲，其實人類天生就擁有節奏感，雖然不自覺，但我們不論走路、吃飯、說話及許多日常生活中的動作都跟著某種節奏，而對大部分的人來說這個節奏的速度在 120bpm，很巧的是，這種速度剛好就是秒針運走的速度，做為暖身的音樂，這種速度可以搭配我們呼吸練習又有助於默默在心裡數算秒數。除此之外，這時的音樂其實能讓我們做好心理準備，迎接下面的運動，許多職業運動員在比賽之前

都會聆聽音樂來讓自己靜下心來或是燃起鬥志，特別是有正面歌詞或是令人振奮曲風的歌曲在這時會更加有幫助。

　　唱歌的技巧其實大部分都是如何去控制自己的聲音、控制自己的共鳴、控制自己的呼吸，腹部呼吸除了對歌唱來說可以提供一個穩定的氣流以外，也是一種很棒的紓壓方式，常常做這樣的呼吸可以減少高血壓、偏頭痛、焦慮、憂鬱，我們甚至也會教生產的孕婦們這樣呼吸來度過陣痛，之前也流行過的「呼吸減肥法」，其原理也差不多，利用深呼吸來鍛鍊肌肉消耗脂肪。

　　我們要維持這樣的「吸三吐七」的呼吸方式，搭配一些源自瑜珈的動作，來讓全身都溫暖起來！

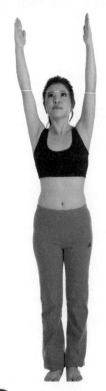 ❶ 吸氣三秒舉起手。

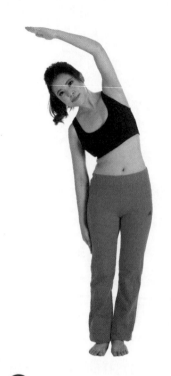 ❷ 吐氣七秒慢慢彎腰往右邊傾。

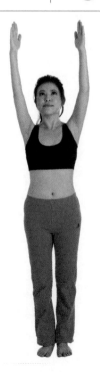 ❸ 吸氣三秒回歸中間。

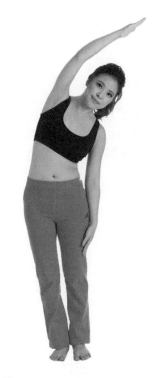

④ 吐氣七秒慢慢彎腰往左邊傾

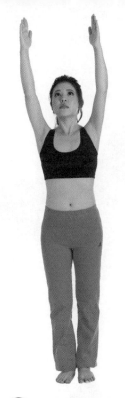

⑤ 吸氣三秒回歸中間。

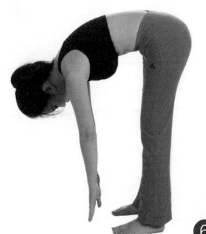

⑥ 吐氣七秒慢慢彎腰觸摸腳趾頭。

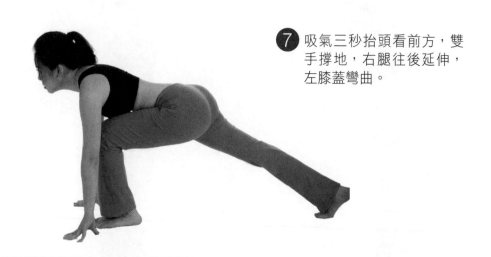

7 吸氣三秒抬頭看前方，雙手撐地，右腿往後延伸，左膝蓋彎曲。

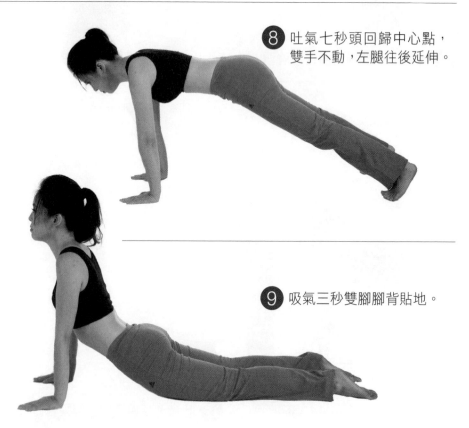

8 吐氣七秒頭回歸中心點，雙手不動，左腿往後延伸。

9 吸氣三秒雙腳腳背貼地。

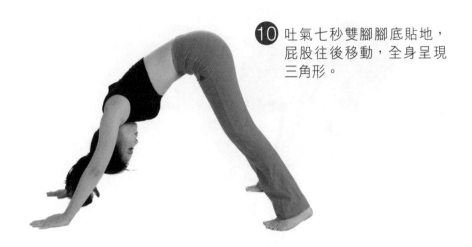

⑩ 吐氣七秒雙腳腳底貼地，屁股往後移動，全身呈現三角形。

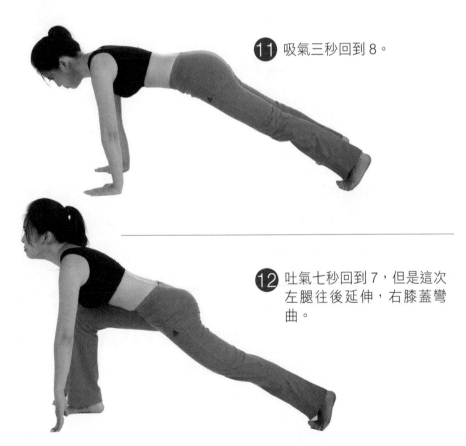

⑪ 吸氣三秒回到 8。

⑫ 吐氣七秒回到 7，但是這次左腿往後延伸，右膝蓋彎曲。

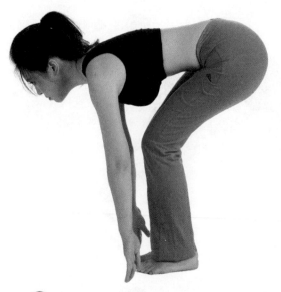

13 吸氣三秒雙腳回歸併攏站姿，起身，雙
手舉起，吐氣七秒雙手慢慢回到身旁。

　　這樣的連續動作，一共做四次。在做動作的同時，應該選一些速度在
80~130bpm 的歌曲播放，邊聽邊動邊感受歌曲的節奏，不僅能讓這一系列的
動作產生連貫性，姿勢會做得比較到位，讓身體更熱、筋骨拉得更開，也能
讓心跳接近暖身目標 110~130bpm。

　　身體差不多都暖了，最後我們維持「吸三吐七」原則，控制呼吸，讓呼
吸變得比較淺，邊呼吸邊原地慢跑兩分鐘（空間夠大的話，你也可以真的到
處跑），重點是跑步過程當中，讓膝蓋漸漸抬高，目的是要讓身體熱到開始
微微出汗。

用音樂提升心肺功能

　　接下來的部分，我們將進行有氧運動的訓練，這部分不僅會鍛鍊心肺功能，更可以幫助燃燒脂肪，達到瘦身效果！因為這部分的節奏比較快，心跳、呼吸都會變得比較快，「吸三吐七」深呼吸的方式不適用，所以我們的呼吸改為適合有氧運動的方式，這是以前田徑體育老師教導的，也是我唱快歌時所運用的呼吸方式，我稱它為「吸一吐三」呼吸法，同時利用鼻子與嘴巴（最理想其實還是單用鼻子，但是嘴巴往往不自覺會想幫忙）吸一大口氣，再用嘴巴分三次吐氣，第三次吐氣時，要想像把肺中所有的廢氣都吐出，呼吸時腹部要維持緊繃，屁股盡量夾緊。

　　在這一部分最好找一些速度快（130~160bpm）、曲風強烈的歌曲來聽，除了因為這一部分運動是要鍛鍊心肺功能，將心跳從剛剛的暖身漸漸加速到可以燃燒脂肪的速度，研究還發現，音樂跟重複動作搭配時，音樂的節奏可以調節運動，不僅讓運動員更有效率地運動，得到延長的運動效果，同時也能達到更長久的耐力，一個針對單車選手們所進行的研究發現，邊聽音樂邊騎車的選手比沒有聽音樂騎車的選手少用 7% 的氧氣，證明音樂讓大腦用最有效率的方式來調整身體運作。除此之外，利用自己喜歡、熟悉的音樂不僅讓運動過程更有趣，還能讓學習運動動作的過程變得更快、更準確。

這部分的動作，靈感來自不同樂手演奏音樂的方式或者演唱會遇到的狀況，姿勢不標準沒問題，我們以鍛鍊心肺為主，要讓心跳維持在最高心率的60~80% 就可以了，但請注意跳躍時盡量腳尖先着地，膝蓋微彎，這樣才不會傷到自己，這一段以及接下來的肌肉訓練，我們採用有效率的 interval training 間歇性訓練，積極運動三分鐘後休息三十秒，每一個動作在三十秒內不斷重複，你可以數數看自己三十秒內能做幾下，之後隨著體能改善漸漸增加。

一、

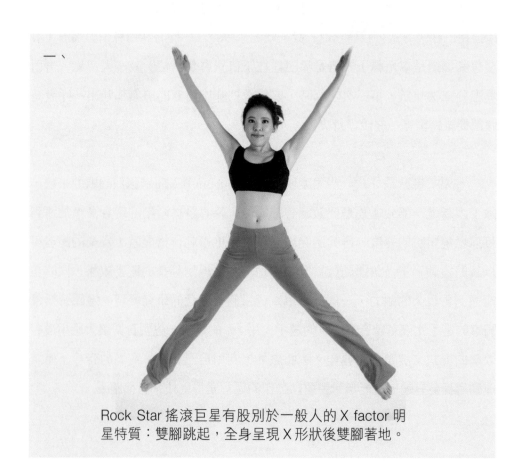

Rock Star 搖滾巨星有股別於一般人的 X factor 明星特質：雙腳跳起，全身呈現 X 形狀後雙腳著地。

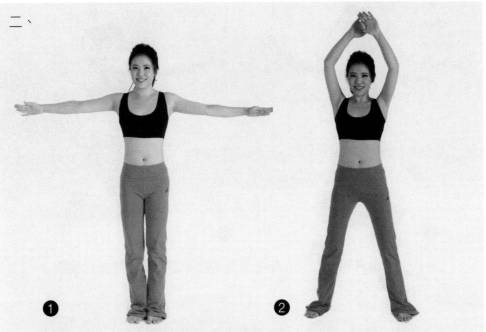

Crazy Fan 瘋狂粉絲總是努力向偶像招手，希望被看見：雙手交叉揮舞，雙腳開合跳。

三、

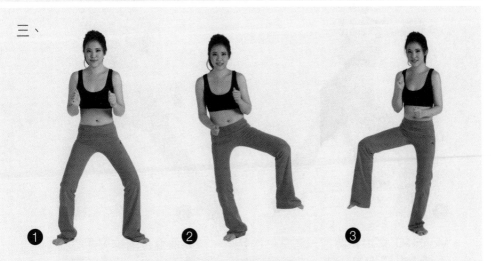

Double Bass Pedal 像重金屬鼓手一樣踩雙踏板：雙腳平行，像螃蟹一樣快步向右移動四步，之後向左移動四步，雙手做出打鼓動作。

四、

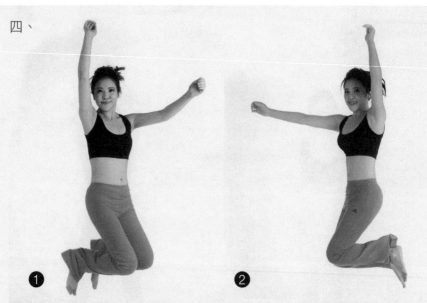

❶ ❷

Guitar Hero 吉他英雄獨奏都要用最帥的姿勢結尾：雙腳勾起膝蓋跳起，右手空中畫圓，之後換左手。

五、

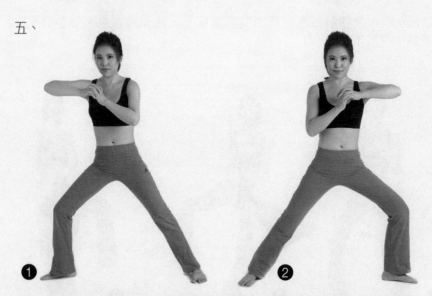

❶ ❷

Mosh Pit 搖滾特區裡，常常你推我擠，想要擠進最前排可要心狠手辣：左腿向左延伸，右腳轉向右方，右膝蓋彎曲，身體傾向右邊，右手肘揮向右邊，之後所有動作往左重複。

六、

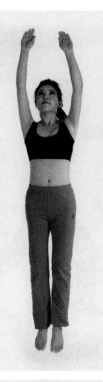

I Can't See 像 Oli 這樣小隻
的人在搖滾特區裡常常會看不
見,所以需要跳起來:身體蹲
低,用力往上跳,大腿和小腿
是直的。

七、

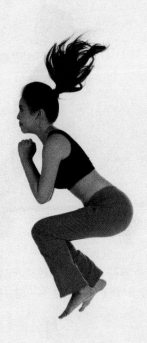

Grand Finale 歌曲結束時的
「大爆炸」尾奏,一定要跳起
來:身體蹲低,往上跳時,膝
蓋彎曲將小腿收近身體。

八、

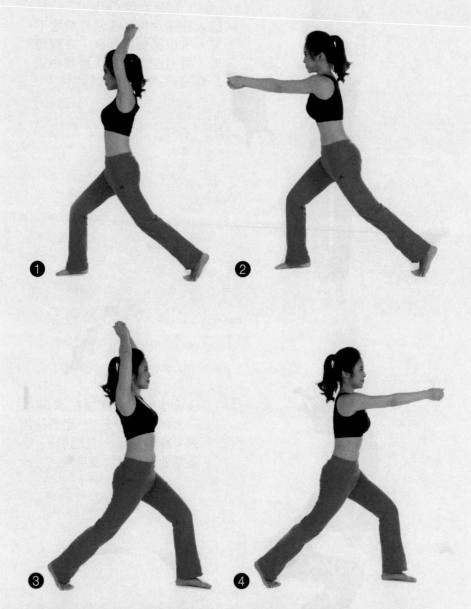

Smashing Guitar 過嗨的吉他手有時會砸碎自己的吉他：十指相扣並高舉，右腿在前，膝蓋彎曲，左腿伸直在後，雙手從上往下做出摔吉他動作，此時雙腿交換位置。

九、

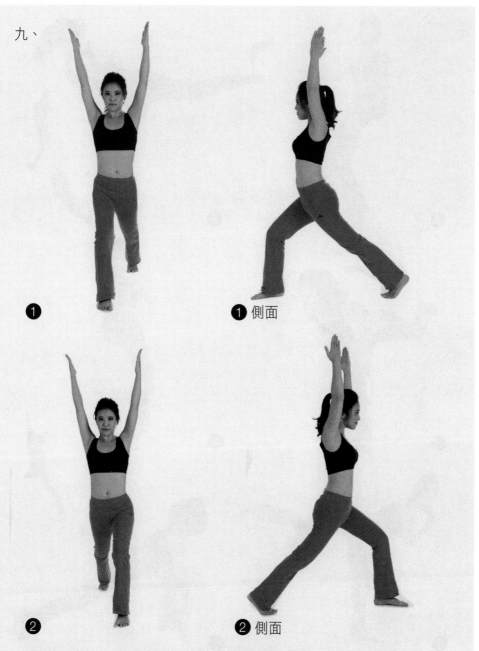

❶

❶ 側面

❷

❷ 側面

Viva Rock' n' roll 搖滾不死：雙手伸直高舉，擺出 V 型，右腿在前，
膝蓋彎曲，左腿伸直在後，雙腿不停交換位置。

十、

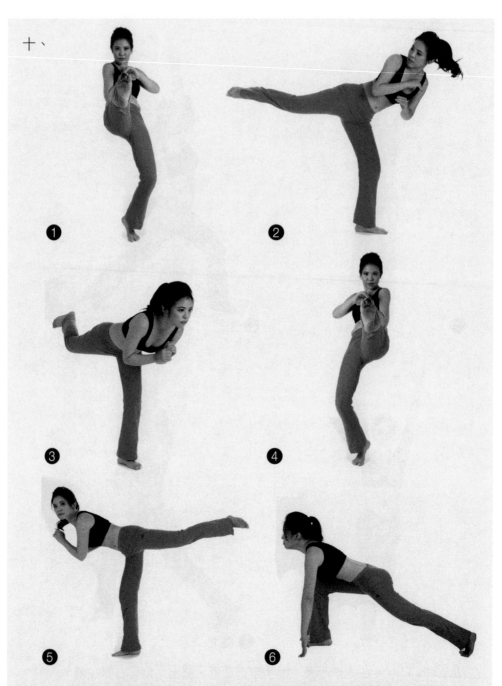

Three-directional Punk Kicks 龐克樂手彈唱到高潮時總喜歡
踢腿：右腿前踢、側踢、後踢，之後左腿前踢、側踢、後踢。

十一、

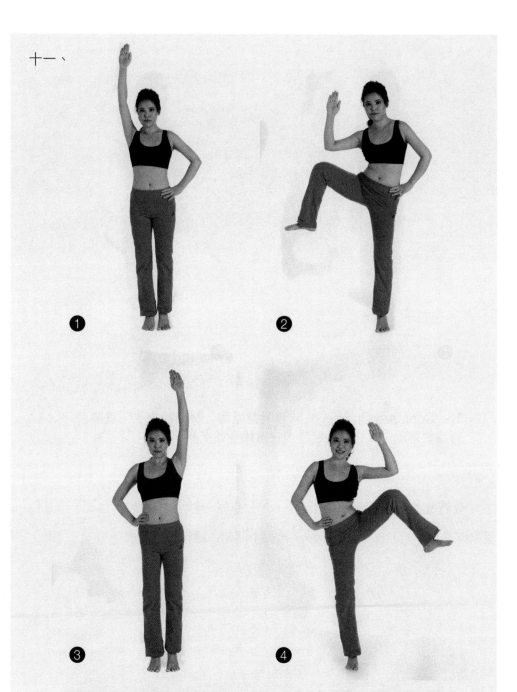

❶ ❷

❸ ❹

Choose Me 有時會有歌手邀請歌迷上台玩遊戲，這時一定要尖叫「選我！選我！」：右手高舉左手叉腰，接著右手肘拉向腰部，這時用側腹部的力量將右膝蓋也拉向腰部，向左重複動作。

十二、

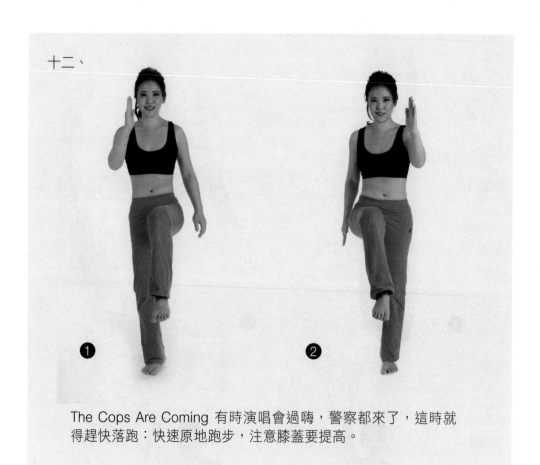

❶   **❷**

The Cops Are Coming 有時演唱會過嗨，警察都來了，這時就得趕快落跑：快速原地跑步，注意膝蓋要提高。

　　我們做 1~6（每個動作三十秒），休息三十秒，之後做 7~12，（也是每個動作三十秒），再休息三十秒，再從 1 開始，這樣重複兩次。

用音樂改變體態

　　要改變體態，肌肉訓練是很重要的一關，因為肌肉是能雕塑並美化我們的體格線條，好好鍛鍊肌肉也可以提高新陳代謝，幫助燃燒脂肪，使身體更健康、身材更健美，光是瘦可能可以漂亮一陣子，但是肌肉可以幫助你漂亮一輩子，因為肌肉是克服地心引力、防止「下垂」以及「鬆弛」的好幫手，原因在於肌肉托著身體的骨骼與眾多器官，有健康的肌肉不僅讓你的身體端正，也能你保持「挺」和「翹」，更能保護骨骼以及內臟，避免骨折、脫垂、疝氣等疾病，尤其對女生來說，保護骨盆內器官相當重要，沒有人會希望生了孩子後一切就垮掉吧?! 肌肉訓練也可以加強身體的耐力，讓我們不論工作或玩耍或運動時都能更持久。

　　這一部分的動作有重量訓練的成分，適合用中快速度的音樂來搭配（110~130bpm），音樂在這個部分是格外重要的，因為很多人會覺得重量訓練非常辛苦，但是音樂除了可以增加運動員的肌耐力之外，還可以讓人專注於運動動作上而「忽視」或「低估」疲憊感，近年來的研究顯示，在進行低 /中度的運動時，音樂能提升快樂、活力感，且降低壓力、憂鬱及生氣的感覺，進行強烈運動時，雖然音樂不會減低疲勞感，卻可以增加運動時的快感。在做這一部分的動作時，我們也要將自己的聲音融入運動過程當中，專家發現，聲音不只能讓我們聚集能量、釋放疼痛、消除緊張的感覺，特別是我們自己

發出的聲音可以將專注力透過強而有力的聲波而傳達出來，讓我們的體能有所突破，表現更加出色，這種道理其實不難懂，歷年來運動員們也將這種發聲的習慣融入動作當中，例如練習跆拳道、空手道或任何武術時往往會發出「喝！哈！」的叫聲，舉重或者丟鉛球、鐵餅時，選手們也會發出喊聲、吼聲，甚至類似受傷的呻吟聲，網球天后威廉斯姊妹在揮動球拍時也常常會發出動物般的哼聲。不管是什麼樣的聲音，發音能讓我們紓解壓力，讓身體超越侷限，因此，在做這一部分的運動時，當我們吸氣的時候請發出像是吃麵食的吸食聲「咻」，吐氣時請用力發出「哈」的聲音，感覺漸漸累的時候請用大聲的「喝」代替吐氣。

這一部分的動作同樣是從玩音樂而找到的靈感，因為是肌肉訓練，所以採用重量訓練，有些地方會使用啞鈴，沒有的話也可以使用裝滿水的寶特瓶，若你不想變「壯」只想要讓身體曲線更好看的話，那你要拿的重量必須讓你可以連續舉十二下（第十二下應該要有發抖的感覺），若你想要讓肌肉更明顯一點，那你要拿更重的重量，必須拿只能舉七、八下（而且第七、八下應該要有快崩潰的感覺）。跟心肺功能一樣，我們每個動作在三十秒內不斷重複，三分鐘後休息三十秒，首先，就讓我們來鍛鍊大的肌肉群：

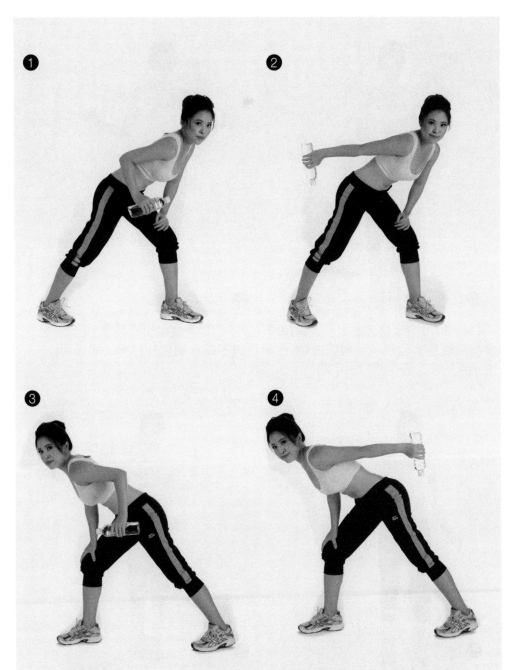

Strumming The Chords 吉他手大力刷合弦動作（右邊和左邊各三十秒）：右手拿啞鈴，左腿在前，膝蓋彎曲，右腿伸直在後，身體傾向左膝蓋，用背部的力量將右手肘往後拉。之後換邊。

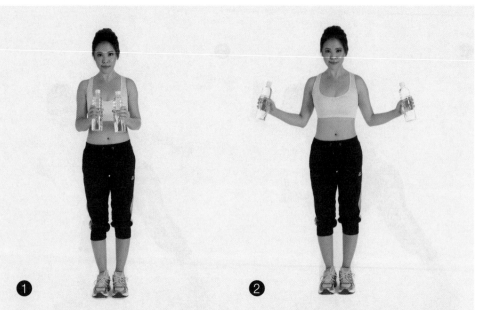

Give In To The Music 太投入音樂時，歌手們常常會做出打開雙手的動作：雙手拿啞鈴，手肘彎曲 90 度，手肘不動手腕往外打開，然後用胸部的力量將手腕拉回中間。

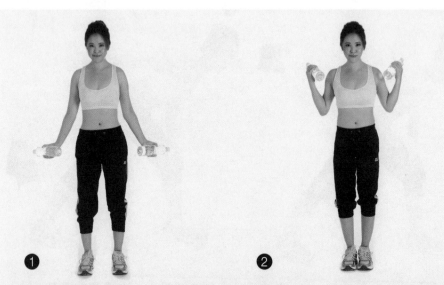

The Roadie 巡迴演出時，隨團的助理總是得搬很多很重的箱子與器材：雙手在身體兩側拿著啞鈴，手心向前，手肘彎曲，用雙頭肌的力量將啞鈴舉向自己。

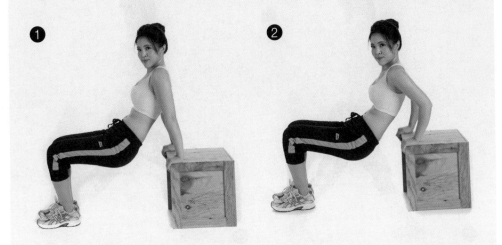

Back Onto Stage 表演到嗨時，歌手或樂手有時會跳下台，但是跳下後
總要把自己拉回舞台上：雙手往後伸直在固定的桌椅上，膝蓋彎曲雙腿
往前使得身體懸空，呈現一個ㄇ字型，身體往下沉，利用三頭肌的力量
將身體拉上來。

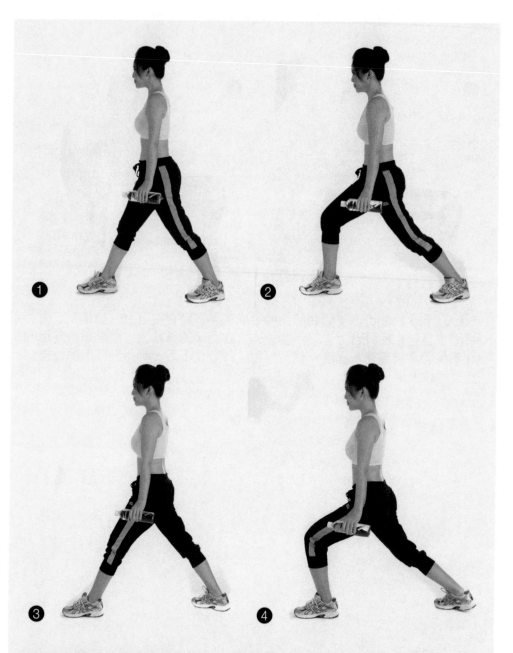

The PA 另外一位需要提重物的人物就是控音人員了，用腿的力量提才不會傷到背喔（右邊和左邊各三十秒）：雙手握啞鈴，右腿在前，左腿伸直在後，右膝蓋彎曲再伸直。換邊。

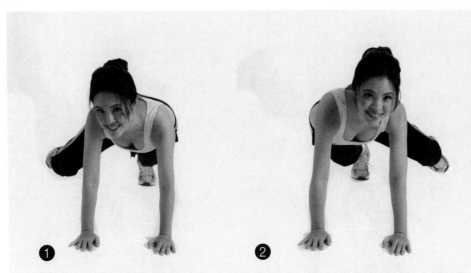

Climb Onto Stage 爬回舞台的另一種方式：雙手伸直撐地板，雙腳往後延伸，將右膝蓋提向右腋下，右膝回歸後換左膝提向左腋下，如此不斷交換。

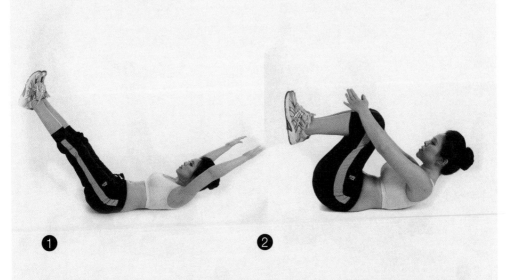

Whole Body Applause 用全身來鼓掌：坐在地上，雙腿併攏懸空，膝蓋彎曲，雙手向外打開後將雙手拉回，做出拍手動作，拉回的同時將膝蓋收向胸部。

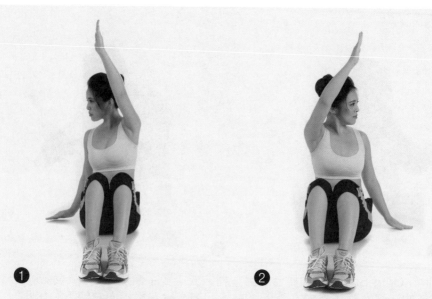

Wave To The Fans 音樂人最喜歡做的事就是跟粉絲們打招呼啦：坐在地上，雙腿併攏膝蓋彎曲踏在地上，下半身不動，上半身轉向右邊，左手揮舞，之後上半身轉向左邊，右手揮舞，如此不斷交換。

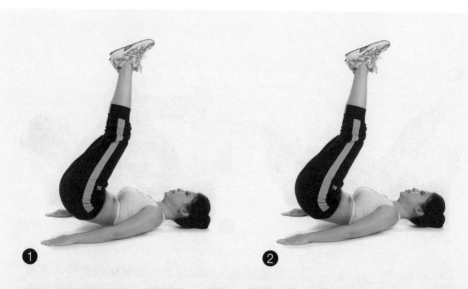

Stick It To The Man 搖滾的反骨精神就是向「上頭」反抗：躺著，雙腿向上與身體垂直，用腹部的力量將雙腿往上踢，屁股要離地。

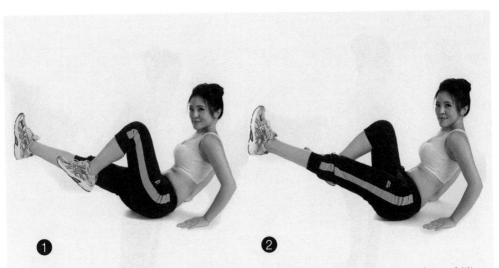

The Cops Are Coming Cycling Version 騎腳踏車落跑：坐在地上，手撐地板，雙腿併攏懸空，做出跑步動作。

最後三分鐘，讓我們回到「吸三吐七」的深呼吸，來做伸展散熱的動作：

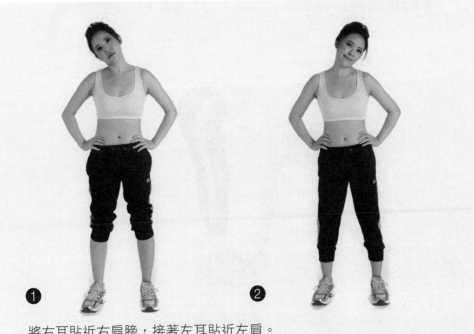

將右耳貼近右肩膀，接著左耳貼近左肩。

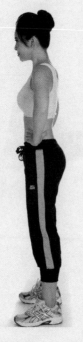
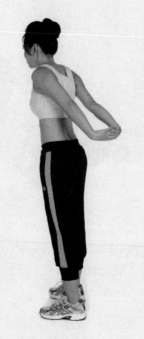

兩邊肩膀向前、向後畫圓。　　　十指在背後相扣並往上抬。

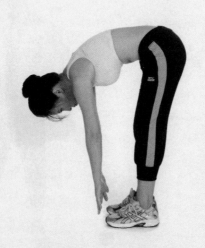

雙腿伸直，彎腰觸摸腳趾頭。

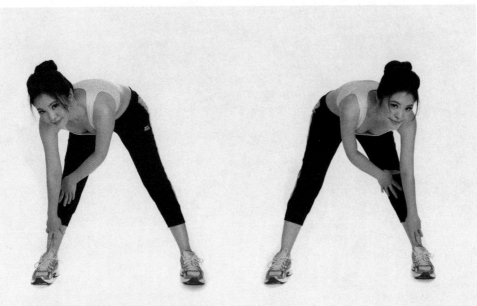

雙腿伸直打開，彎腰轉向右腳，之後換左腳。

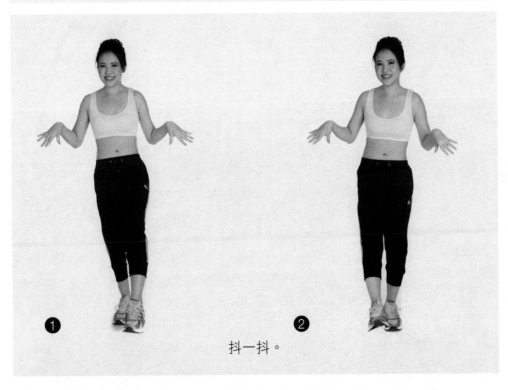

❶　　　❷

抖一抖。

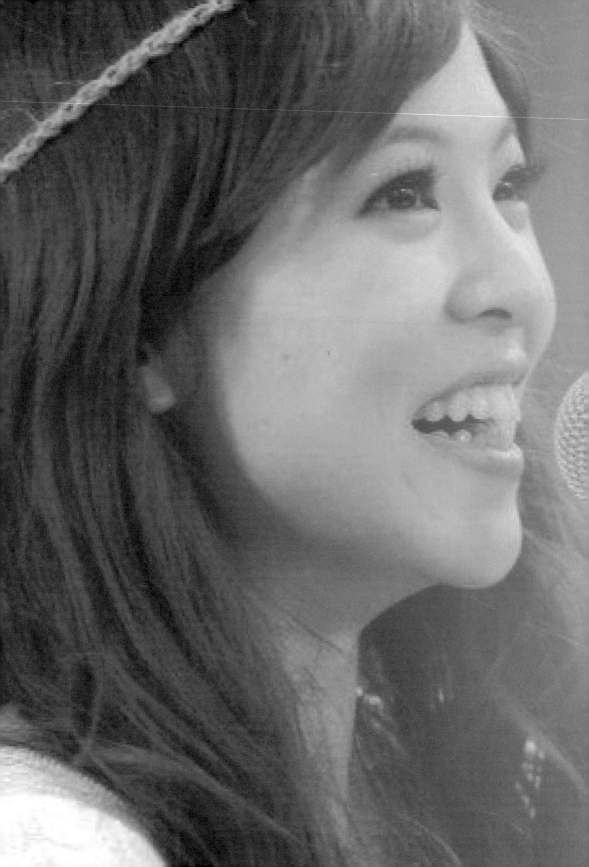

Chapter 9

結尾：音樂帶來的
健康與快樂

人沒有健康，就算得到世界也變得沒有意義，而在追求健康時，我們往往只想到了身體，卻忽略了心靈的健康，當然身、心、靈不健全的話，很難維持快樂，但是快樂與否也會影響到我們的身體以及精神狀況，因此快樂與健康其實是離不開彼此的，兩個都非常重要。

音樂帶給我們身體健康，這是不管中醫或西醫都認同的道理，原因在於音樂的種種特質剛好都能影響人體構造，從我們的聽覺系統、大腦、物理身體反應，到我們的律動、情緒、言語，音樂能為我們帶來實際的影響以及幫助。音樂當然也為我們的心靈帶來健康，帶來快樂，音樂能夠改變我們的想法，讓我們認識自己也認清世界，我們從音樂中領悟到感恩、學到知足，而學會知足則讓看事情的眼光從此變得不一樣。

不光只是聆聽，音樂的許多應用也可以實際改變我們的生活、改善我們的健康，Music Fitness 就是其中一種方式，將音樂的好處融入心肺功能訓練以及肌肉訓練，不僅讓我們身體更強健，也讓我們的體型、體態變得更漂亮。音樂也讓我們將快樂與健康實踐出來，其中的幾個重點：「抓緊機會」、「製造機會」、「改變自己」，然後再「分享出去」，能夠讓我們活得更正面、更開心，改變我們的一生。

其實，最終，音樂為我們帶來快樂，帶來健康，因為音樂本身就是很有趣、很好玩的東西！

在追求音樂的路途上，我也學到，快樂與健康其實都是一種選擇，一個決定，我相信成功的人生裡，值得付出後得到的東西，像健康和快樂，都不是像「談戀愛的熱情」一樣的一

個單純的感覺，過了保存期限就沒有了，它們應該是像「決定結婚」一樣的一個決定，你還是會遇見很多的挫折、很多不如意，但是每逢不如意，你都下定決心要正面思考，快樂與健康就會變成一種習慣，一個生活形態，人們不感受到都不行！

感謝

感謝上帝給了我生命，也給了我一個夢想，更讓我能實現這個夢想。非常感謝樂果文化給了我出書的機會。感謝家人和好友們的支持，特別是服裝贊助 Angela Hang 與 Eh Jie Tong，也感謝與我一起奮鬥的工作夥伴姜道、愛子、Stan Chen，更特別感謝姜道媽媽史靜宜小姐給我的幫助與鼓勵。

最後，感謝每位支持音樂大夫的朋友，因為你們，我的創作變得有意義。

文獻參考 :

Ballam, Michael. Music and the Mind. Phoenix Productions, 1994.

Bregman, Albert S. Auditory Scene Analysis: The Perceptual Organization of Sound. Massachusetts Institute of Technology, 1990.

Christ, Scott. "20 Surprising, Science-Backed Health Benefits of Music."Available online at:

http://greatist.com/happiness/unexpected-health-benefits-music

Fernandez, Elizabeth. "Healing Harmonies: Testing the Power of Music to Improve Senior Health."Available online at:

http://www.ucsf.edu/news/2013/07/107471/healing-harmonies-testing-power-music-improve-senior-health

Glynn, Sarah. "Music Benefits Both Mental And Physical Health."Trends in Cognitive Sciences, March 2013.

Grocke, Denise and Tony Wigram. Receptive Methods in Music Therapy: Techniques and Clinical Applications for Music Therapy Clinicians, Educators and Students. Jessica Kingsley Publishers, 2007.

Jourdain, Robert. Music, the Brain and Ecstasy. New York: William Morrow and Company, Inc.,1997.

Karageorghis, Costas and David Lee-Priest. "Music In Sport And Exercise: An Update On Research And Application."The Sports Journal. ISSN: 1543-9518. Available online at: http://thesportjournal.org/article/music-sport-and-exercise-update-research-andapplication/

Karageorghis et al. "The Bases Expert Statement On The Use Of Music In Exercise."Available online at: http://www.bases.org.uk/Music-in-Exercise

Hughes, Virginia. "Why Does Music Feel So Good?"National Geographic. 11 April 2013. Available online at: http://phenomena.nationalgeographic.com/2013/04/11/why-does-music-feel-so-good/

Lundin, Robert W. An Objective Psychology of Music. Malabar: Robert E. Krieger Publishing Company, 1985.

MacDougall et al. "Marching To The Beat Of The Same Drummer: The Spontaneous Tempo Of Human Locomotion."Journal of Applied Physiology. 1st September 2005. Vol. 99no. 1164-1173DOI: 10.1152/japplphysiol.00138.2005

Neverman. "The Affects of Music on the Mind." 3 pp. On-line. Internet. 20 December 1999. Available WWW: http://www.powell.k12.ky.us/pchs/ publications/Affects_of_Music.html.

Patel, Aniruddh D. ; Peretz, Isabelle "Is Music Autonomous From Language? A neuropsychological Appraisal."Perception and Cognition of Music. Pp 191~215. Hove, England: Psychology Press/Erlbaum (UK) Taylor & Francis, xvii, 461pp.

Peretz, Isabelle and Krista L. Hyde. "What Is Specific To Music Processing? Insights From Congenital Amusia."Available online at:

http://www.cell.com/trends/cognitive-sciences/abstract/S1364-6613(03)00150-5?cc=y

Rentfrow, Peter J. and Samuel D. Gosling. "The Do Re Mi' s Of Everyday Life: The Structure And Personality Correlates Of Music Preferences."Available online at: http://homepage.psy.utexas.edu/HomePage/Faculty/Gosling/reprints/JPSP03musicdimensions.

pdf

Schneck, Daniel J. and Dorita S. Berger. The Music Effect: Music Physiology And Clinical Applications. Jessica Kingsley Publishers, 2006.

Scarantino, Barbara Anne. Music Power Creative Living Through the Joys of Music. New York: Dodd, Mead & Company, 1987.

Silverman, Michael J. "The Influence of Music on the Symptoms of Psychosis: A Meta-Analysis."Journal of Music Therapy (2003) 40 (1): 27~40.

Storr, Anthony. Music and the Mind. New York: The Free Press, 1992.

Thaut, Michael H. Rhythm, Music, And The Brain: Scientific Foundations And Clinical Applications. Routledge, New York, 2008.

Unkefer, Robert F. and Michael H. Thaut (Editor). Music Therapy In The Treatment of Adults With Mental Disorders: Theoretical Bases and Clinical Interventions. Barcelona Publishers, 2005.

Weinberger, N.M. "Threads of Music in the Tapestry of Memory." MuSICA Research Notes 4.1 (Spring 1997): 3pp. On-line. Internet. 13 November 1999. Available www: http://musica.ps.uci.edu/mrn/V4I1S97.html#threads.

Zentner, M., & Eerola, T. (2010). Rhythmic engagement with music in infancy Proceedings of the National Academy of Sciences, 107 (13), 5768-5773 DOI: 10.1073/pnas.1000121107

郭育祥。吃飽睡好，當然瘦得了！新自然主義幸福綠光股份有限公司。2013 年六月。台灣。

吳映蓉。瘦不了的錯誤。臉譜出版。2010 年八月。台灣。

國家圖書館出版品預行編目 (CIP) 資料

音樂大夫的樂理 / 杭士琁著 . -- 第一版 . -- 臺北市：樂果
文化出版：紅螞蟻圖書發行 , 2015.04
　面；　公分 . -- (樂健康；18)
ISBN 978-986-5983-89-5(平裝附 CD)

1. 音樂治療

418.986　　　　　　　　　　　　104002442

樂健康 18

音樂大夫的樂理 —— 聽得見、看得見的健康

作　　　者 ／ 杭士琁
總　編　輯 ／ 何南輝
責 任 編 輯 ／ 韓顯赫
行 銷 企 劃 ／ 黃文秀
封 面 設 計 ／ 鄭年亨
內 頁 設 計 ／ 申朗創意

出　　　版 ／ 樂果文化事業有限公司
讀 者 服 務 專 線 ／ （02）2795-3656
劃 撥 帳 號 ／ 50118837 號　樂果文化事業有限公司
印　刷　廠 ／ 卡樂彩色製版印刷有限公司
總 經 銷 ／ 紅螞蟻圖書有限公司
地　　　址 ／ 台北市內湖區舊宗路二段 121 巷 19 號（紅螞蟻資訊大樓）
　　　　　　　電話：（02）2795-3656
　　　　　　　傳真：（02）2795-4100

2015 年 4 月第一版　定價／ 280 元　ISBN 978-986-5983-89-5